Handbuch der Neurochirurgie

In sieben Bänden

Herausgegeben von H. Olivecrona, Stockholm, und W. Tönnis, Köln
Schriftleitung: W. Krenkel, Köln

Gesamtübersicht

Band I: Grundlagen

**Teil 1: Angewandte Anatomie. Physiologie.
Pathophysiologie**
Mit 471 zum Teil farbigen Abbildungen
XVI, 719 Seiten (davon 16 Seiten in englischer Sprache)
1959
Gebunden DM 365,—; US $ 100.40
Subskriptionspreis Gebunden DM 292,—; US $ 80.30

Teil 2: Chemischer Aufbau. Physiologie. Pathophysiologie
Mit 245 zum Teil farbigen Abbildungen
X, 666 Seiten. 1968
Gebunden DM 392,—; US $ 107.80
Subskriptionspreis Gebunden DM 313,60; US $ 86.30

Band II: Röntgenologie (einschließlich Kontrastmethoden)
Bearbeitet von E. Lindgren, Stockholm
Mit 274 Abbildungen in 464 Einzeldarstellungen
VIII, 296 Seiten. 1954
Gebunden DM 122,50; US $ 33.80
Subskriptionspreis Gebunden DM 98,—; US $ 27.00

**Band III: Pathologische Anatomie der raumbeengenden
intrakraniellen Prozesse**
Von K. J. Zülch, Köln, und E. Christensen, Kopenhagen
Mit 473 Abbildungen in 931 Einzeldarstellungen
XIV, 800 Seiten. 1956
Gebunden DM 298,—; US $ 82.00
Subskriptionspreis Gebunden DM 238,50; US $ 65.60

**Band IV: Klinik und Behandlung der raumbeengenden
intrakraniellen Prozesse**

Teil 1: Mit 271 zum Teil farbigen Abbildungen
XVI, 782 Seiten. 1960
Gebunden DM 386,—; US $ 106.20
Subskriptionspreis Gebunden DM 309,—; US $ 85.00

Teil 2: Mit 265 Abbildungen
VIII, 399 Seiten. 1966
Gebunden DM 240,—; US $ 66.00
Subskriptionspreis Gebunden DM 192,—; US $ 52.80

Teil 3: Mit 213 zum Teil farbigen Abbildungen
X, 674 Seiten. 1962
Gebunden DM 296,—; US $ 81.40
Subskriptionspreis Gebunden DM 236,80; US $ 65.20

Teil 4: Mit 282 Abbildungen
XII, 677 Seiten (davon 332 Seiten in englischer Sprache)
1967
Gebunden DM 390,—; US $ 107.30
Subskriptionspreis Gebunden DM 312,—; US $ 85.80

Teil 5: In Vorbereitung

Band V: Traumatische Hirnschädigungen
In Vorbereitung

Band VI: Chirurgie der Hirnnerven und Hirnbahnen
Mit 127 zum Teil farbigen Abbildungen
X, 249 Seiten (davon 110 Seiten in englischer Sprache)
1957
Gebunden DM 148,—; US $ 40.70
Subskriptionspreis Gebunden DM 118,40; US $ 32.60

Band VII:

Teil 1: Wirbelsäule und Rückenmark I
Mit 254 Abbildungen
XI, 563 Seiten. 1969
Gebunden DM 358,—; US $ 98.50
Subskriptionspreis Gebunden DM 286,40; US $ 78.80

Teil 2: Wirbelsäule und Rückenmark II
In Vorbereitung

Teil 3: Peripheres und sympathisches Nervensystem
In Vorbereitung

Klinik und Behandlung
der lumbalen Bandscheibenschäden*.

Von

F. Loew, K. A. Jochheim und R. Kivelitz.

Mit 13 Abbildungen.

---

* Das Manuskript wurde 1961 abgeschlossen. 1967 wurde die seitdem erschienene Literatur eingearbeitet.

ISBN 978-3-662-40664-9   ISBN 978-3-662-41144-5 (eBook)
DOI 10.1007/978-3-662-41144-5

I. Einleitung.

Zweifellos hat die neurochirurgische Behandlung der Bandscheibenvorfälle die Kenntnisse von Pathogenese und Symptomatologie der Lumbago und des Ischiassyndroms entscheidend gefördert. Dennoch gehören diese Krankheitsbilder keineswegs ausschließlich in die Hand des Neurochirurgen. Es ist vielmehr ein nur kleiner Anteil des Gesamtkrankengutes, der neurochirurgischer Therapie bedarf. Die Mehrzahl der Patienten wird mit konservativen Methoden befriedigend gebessert werden können, wobei je nach Schwere und Ausprägung des Krankheitsbildes sich Hausarzt, Orthopäde, Neurologe und Internist in die Behandlung teilen. Sieht man von schwerwiegenden motorischen Wurzelausfällen und Caudasyndromen ab, so ist es eine der wesentlichen Indikationen zur operativen Wurzelentlastung, daß zuvor die konservativen Möglichkeiten ausgeschöpft wurden.

Aus diesem Grunde ist es auch für den Neurochirurgen von Bedeutung, die Möglichkeiten und Grenzen neurologischer und orthopädischer Therapieformen zu überblicken. Wir haben diese deshalb hier verhältnismäßig breit dargestellt.

Der angestrebte Gesamtüberblick über das Gebiet der lumbalen Bandscheibenschäden ließ sich dadurch am besten verwirklichen, daß Neurochirurg und Neurologe das Kapitel zusammen bearbeitet haben. Die in einer früheren Gemeinschaftsarbeit[1] gewonnenen Erfahrungen der Orthopädischen, Neurochirurgischen und Nervenklinik der Universität zu Köln sind dabei von großem Wert gewesen.

II. Geschichtliches.

Es ist in den letzten Jahren oft gesagt und kritiklos nachgesprochen worden, es handele sich bei dem Bandscheibenvorfall lediglich um eine Modekrankheit. Daß dem nicht so ist, beweist die eindrucksvolle Schilderung dieses Krankheitsbildes bereits im 5. Jahrhundert v. Chr. aus der Feder von C. AURELIANUS. Dieser beschreibt als auslösende Faktoren, neben den auch heute noch oft angeschuldigten Kälteeinwirkungen, das Heben schwerer Lasten und die Ausführung von Erdarbeiten durch ungeübte Personen. Schon damals wußte man, daß zwar in jedem Lebensalter derartige Erkrankungen vorkommen können, daß aber die mittleren Lebensjahrzehnte am häufigsten befallen werden. Treffend ist die Beschreibung der Schmerzausstrahlung, die völlig dem entspricht, was wir heute als Wurzelschmerz definieren würden. Auch die häufigsten Fehlhaltungen der Wirbelsäule — Hyperlordose, Kyphose und Skoliose — sind anschaulich beschrieben worden. Ätiologische Deutungen im heutigen Sinne fehlten verständlicherweise damals noch völlig.

---

[1] K. A. JOCHHEIM, F. LOEW u. A. RÜTT: Lumbaler Bandscheibenvorfall. Konservative und operative Behandlung. Berlin- Göttingen-Heidelberg: Springer 1961.

Der erste Versuch einer Abgrenzung des „Ischiasleidens" von ähnlichen Beschwerden bei Krankheiten der Muskeln und Gelenke wurde von D. Cotugno 1770 unternommen. Die klinische Beschreibung ist in der Folgezeit von F. L. J. Valleix (1841), C. Lasègue (1864), J. Déjérine (1912) u. a. ergänzt worden. In dem Lehrbuch der Neurologie von M. H. Romberg, erschienen im Jahre 1851, wurde das Leiden als einheitliches Krankheitsbild gewürdigt und fand damit seinen Platz unter den großen neurologischen Erkrankungen.

Die ätiologische Zuordnung war manchem Wandel unterworfen. Wie W. Alexander, der im Jahre 1922 die sich widersprechenden Meinungen der damaligen Autoren zusammengestellt hat, durch wörtliche Zitate belegte, war man zunächst geneigt, die Erkrankung als funktionelle Störung, als Neuralgie, aufzufassen. Hierfür waren vor allem die negativen anatomischen Befunde am peripheren Nerven ausschlaggebend. Klinische Verlaufsbeobachtungen ließen aber bald erkennen, daß dem neuralgischen Stadium motorische und sensible Ausfälle folgen können, die mit der Annahme einer Neuralgie nicht erklärbar sind. Daraus folgerte man, daß es sich um eine „Neuritis" handeln müsse. Gerne wurden die Theorien von H. Quincke (1917) für eine pathogenetische Deutung herangezogen, der in Analogie zu Hautveränderungen eine seröse Entzündung des Nerven unterstellte. Als weiterer Baustein der Entzündungstheorie wurde von W. Alexander (1922) auf das Vorkommen eines positiven Lasègueschen Phänomens auch bei anderen entzündlichen Erkrankungen des Nervensystems, vor allem bei Meningitiden und bei der Poliomyelitis, hingewiesen.

Der Ort der vermuteten entzündlichen Schädigung wurde bereits im älteren Schrifttum vielfach nicht im Ischiasnerven selbst, sondern im Bereich der zugehörigen Wurzeln und des Plexus lumbosacralis gesucht (D. Cotugno 1770; L. Lortat-Jakob u. Mitarb. 1904; J. K. A. Wertheim-Salomonson 1911; J. Déjérine 1912, J. A. Sicard 1918; N. Gierlich 1928 u. a.). Diese Auffassung hat auch H. Pette bis zum Jahre 1942 vertreten, als er das Ischiasleiden im Rahmen der entzündlichen Erkrankungen des Nervensystems eingehend darstellte.

Obwohl die Theorie von der entzündlichen Ätiologie weit im Vordergrund stand, sind doch schon frühzeitig Einwände in dem Sinne erhoben worden, daß mechanische Faktoren zumindest als Teilursache wirksam sein müßten. So hat Bardenheuer 1903 über sieben Fälle berichtet, bei denen er wegen eines Ischiassyndroms vom Foramen ischiadicum aus die Wurzeln bis ins Kreuzbein hinein freilegte. Die Ergebnisse dieses Entlastungseingriffes (Neurosacroklesis) waren gut. H. Weskott (1922) beobachtete bei 260 klinischen Ischiasfällen sechsmal Hemmungsmißbildungen im Sinne einer Spina bifida und schloß daraus auf einen mechanischen Faktor. Etwas anders lag der Ansatzpunkt bei V. Putti (1927). Er sah bei seinem Krankengut von 345 Fällen von „Lumboarthritis", daß davon 241 später an einer Ischias erkrankten, und schloß daraus auf eine einheitliche Ätiologie beider Krankheitsbilder, auf eine rheumatische Affektion der kleinen Wirbelgelenke. Entsprechend behandelte er ruhigstellend durch Bettruhe und anschließende Gipsfixation.

Es ist eigentlich verwunderlich, daß die Bandscheibenerkrankungen in den Diskussionen um die Pathogenese der Ischiaserkrankung erst in den letzten Jahrzehnten berücksichtigt worden sind, obwohl bereits im vergangenen Jahrhundert anatomische Befunde von Bandscheibenvorfällen beschrieben wurden. Wir verweisen diesbezüglich auf die Darstellung im Kapitel von R. Frykholm über die cervicalen Bandscheibenschäden in diesem Handbuch (S. 73ff.). Selbst die ersten Berichte über erfolgreich operierte Bandscheibenvorfälle (F. Krause, s. H. Oppenheim und F. Krause 1909; C. H. Frazier, beschrieben von C. R. Steinke 1918, A. W. Adson 1922; B. Stookey 1928; W. E. Dandy 1929; T. Alajouanine u. D. Petit-Dulaillis 1930; W. Kirschner 1932, veröffentlicht von G. Ellmer) vermochten zunächst die alten Lehren nicht zu erschüttern. Allerdings handelte es sich bei den ersten Operationen zumeist um Fälle mit Caudasyndromen oder spinalen Ausfällen, die unter dem Verdacht eines Tumors operiert worden waren. Als erster hat J. E. Goldthwaite (1911), obwohl eine damals von H. Cushing durchgeführte Operation seine These nicht zu bestätigen schien, die Ansicht vertreten, daß Ischias und Rückenschmerzen durch Bandscheibenvorfälle verursacht sein können. Diese damals nicht weiter beachtete Theorie wurde erst von W. J. Mixter und J. S. Barr (1934) durch erfolgreiche Operationen bestätigt. Die in der Folgezeit sich rasch vermehrenden Veröffentlichungen belegten, daß dem mechanischen Faktor und insbesondere dem Bandscheibenvorfall in der Genese des Ischiasleidens eine beträchtliche Bedeutung zukommt. Demgegenüber verlor die Theorie von der neuritischen Genese mehr und mehr an Boden.

In letzter Zeit hat R. Wartenberg (1959) noch einmal die Argumente zusammengefaßt, die trotz erwiesener Bedeutung mechanischer Faktoren nach seiner Auffassung eine zusätzliche entzündliche Komponente wahrscheinlich machen. Dabei wies er darauf hin, daß bei Autopsien nicht selten Bandscheibenveränderungen gefunden würden, ohne daß entsprechende klinische Syndrome bekannt gewesen seien (K. Lindblom und B. Rexed 1948). Andererseits gelingt auch bei ausgeprägten klinischen Zeichen nicht immer die operative Bestätigung eines Bandscheibenvorfalles. Ferner wird die klinische Erfahrung in Erinnerung gerufen, daß Kälteeinwirkungen das Beschwerdebild auslösen oder verstärken, und daß ähnliche zeitliche Bindungen an Infekte und Intoxikationen beobachtet werden. Zudem sollen spontan auftretende Remissionen und Rezidive für den Entzündungscharakter sprechen. Schließlich wird die Hypothese einer allergischen Entzündung angeführt. Dabei muß allerdings verwundern, daß sich typische allergische Neuritiden wie beispielsweise die serogenetische Neuritis und Polyneuritis nicht im Lumbal- und Lumbosacralbereich manifestieren. Die wenigen im Schrifttum publizierten Einzelfälle (A. Bannwarth 1950, F. Broser 1952) halten einer strengen Kritik nicht stand. Das Vorkommen spontaner Remissionen und Rezidive erklärt sich zwanglos mit wechselnden Raumbeengungen durch Bandscheibenprotrusionen, die — wie dies W. E. Dandy schon 1929 beschrieben hat — unter verschiedener Körperhaltung vor- und zurücktreten können.

Gelegentliche zeitliche Bindungen des Auftretens oder der Ausprägung der Symptomatologie an Kälteeinwirkungen und Infekte sind keinesfalls geeignet, eine primär entzündliche Natur des Leidens zu beweisen. Ähnliche Abhängigkeiten finden sich beispielsweise auch nach Gliedmaßenverletzungen als sog. Narbenbeschwerden. Bei der Wurzelkompression sind sie Ausdruck einer über das vegetative System bewirkten Reizschwellenveränderung, vielleicht in Verbindung mit unterschiedlicher Ödembereitschaft des mechanisch irritierten Nerven.

Wenig Beweiskraft kommt der angeblichen Diskrepanz zwischen anatomischen und klinischen Befunden bei pathologisch anatomischen Serienuntersuchungen zu. In der Regel ist dem Pathologen lediglich die zum Tode führende Krankheit, nicht aber die sonstige Anamnese bekannt, und auch der Kliniker weiß hiervon oft nichts, da über abgeklungene Beschwerden meist nur auf gezielte Fragen berichtet wird. Bei sorgfältig erhobenen Anamnesen ergibt sich eine befriedigende Übereinstimmung (K. Vossschulte u. G. Börger 1950).

Gewichtigste Argumente gegen die Annahme einer ausschließlich mechanischen Verursachung waren die negativen oder unbefriedigenden Operationsbefunde. Diese sind aber mit Verbesserung von Indikation und Operationstechnik selten geworden. Fehlerquellen sind Operationen in falscher Höhe, das Übersehen kleiner, weit lateral im Zwischenwirbelloch gelegener Vorfälle oder von Prolapsen, die sich von ihrem Zwischenwirbelspalt weg vor einen Wirbelkörper verlagert haben oder in den Duralsack perforiert sind, sowie schließlich von solchen, die unter der Lagerung zur Operation spontan zurückgetreten sind (concealed discs). Unberücksichtigt sollen hier Wurzelreizerscheinungen und Ausfälle bleiben, die durch andersartige Wirbelsäulenprozesse oder charakterisierte Erregerkrankheiten (Lues, Zoster) bedingt sind. Von diesen Ausnahmen abgesehen, lassen sich somit für die Annahme einer entzündlichen Verursachung des sog. Ischiasleidens keine stichhaltigen Beweise mehr erbringen. Diese Feststellung berührt nicht die Ausbildung sekundärer entzündlicher Reaktionen in den mechanisch irritierten Wurzeln und ihren Hüllen, die gelegentlich die Beseitigung der Kompression überdauern und länger anhaltende Beschwerden verursachen können.

III. Pathologisch-anatomische und pathophysiologische Grundlagen.

Die zahlreichen großen Übersichten der letzten Jahre, die als Monographien (G. Norlén 1944; F. Reischauer 1949; F. K. Bradford und R.C. Spurling 1950; R. Dubs 1950; K. Lindemann und H. Kuhlendahl 1953; L. Zukschwerdt u. Mitarb. 1955; H. Junghanns 1958; F. Jaeger 1951 und 1959; P. R. M. J. Hanraets 1959; O. Starý; K. A. Jochheim, F. Loew u. A. Rütt 1961), Übersichtsreferate (H. H. Matthiash 1956) und Handbuchabschnitte (E. Güntz 1958, K. F. Schlegel 1958) erschienen sind, bauen alle auf den grundlegenden anatomischen Studien von G. Schmorl und seinen Schülern (zusammenfassende Darstellung von G. Schmorl und H. Junghanns 1953) auf. Diese haben inzwischen durch biophysikalische und histochemische Untersuchungsmethoden wichtige Ergänzungen erfahren. Es würde den Rahmen eines auf neurochirurgische Belange ausgerichteten Handbuchkapitels sprengen, wollte man die vielfältigen, aus unterschiedlichen Arbeitskreisen stammenden Einzelergebnisse auch nur annähernd vollständig wiedergeben. Wir beschränken uns deshalb auf einen Überblick. Einzelheiten müßten in den angegebenen Originalarbeiten nachgelesen werden. Vor allem haben wir darauf verzichtet, die normale Anatomie, die in den entsprechenden Lehrbüchern gut zugänglich ist, zu beschreiben. Als Ausnahme wird lediglich der Begriff des Bewegungssegmentes näher erläutert. Dieser ist zum Verständnis pathophysiologischer Vorgänge so wichtig, daß es uns zweckmäßig erschien, ihn in die Erinnerung zurückzurufen.

H. Junghanns hat dieses Wort geprägt, um der funktionellen Zusammengehörigkeit bestimmter Elemente des Achsenorgans Ausdruck zu verleihen. Zu einem Bewegungssegment gehören je zwei benachbarte Wirbelkörper, die dazwischen gelegene Bandscheibe, die Wirbelbogengelenke mit Kapsel und Menisci (A. Schmincke und E. Santo 1932; E. Emminger 1955), der zugehörige Muskel- und Bandapparat, die Raumanteile des Wirbelkanals und die Zwischenwirbellöcher. Erkrankt auch nur eine der Hauptkomponenten, etwa die Zwischenwirbelscheibe oder eines der Wirbelbogengelenke, so folgen notwendigerweise Funktionsstörungen auch der anderen Komponenten unmittelbar nach. Die klinische Symptomatik wird nur dann durchsichtig, wenn man sich dieser Zusammenhänge bewußt bleibt; mancher therapeutische Versager findet seine Erklärung darin, daß die Behandlung einseitig nur auf einen der am Krankheitsgeschehen beteiligten Faktoren ausgerichtet war.

Die Zwischenwirbelscheibe, die sich aus dem als Nucleus pulposus bezeichneten Gallertkern und dem diesen umgebenden Faserring (Anulus fibrosus) zusammensetzt, unterliegt im Laufe des Lebens gesetzmäßigen Veränderungen. In der Jugend besteht der Nucleus pulposus aus hochpolymerisierten Glykoproteiden, die sehr hydrophil sind (B. Sylven u. Mitarb. 1952). Daraus folgt ein hoher Quellungsdruck der kindlichen Bandscheiben und auch die Tatsache, daß der Gallertkern zunächst praktisch nicht komprimierbar ist. Mit zunehmendem Lebensalter steigt der Kollagengehalt. Entsprechend verringert sich das Wasserbindungsvermögen (J. Püschel 1930; C. Hirsch u. Mitarb. 1952). Damit nehmen auch Quellungsdruck und Elastizität ab. Die Diffusion wird behindert. Und da nach Abschluß der Wirbelsäulenentwicklung die Bandscheiben nicht mehr vascularisiert sind (F. Larcher 1947, A. Prader 1947), so daß ihre Ernährung nur auf dem Diffusionswege erfolgen kann, bedingt dieses eine Verlangsamung der Stoffwechselvorgänge und damit eine Gefährdung der Struktur (C. Hirsch u. F. Schajowicz 1952). Im Zusammenhang damit treten etwa vom 15. Lebensjahr an herdförmige regressive Veränderungen im Anulus fibrosus auf. Diese Entwicklung entspricht zunächst nicht einem krankhaften Prozeß, sondern einem normalen altersabhängigen Gewebsumbau und sollte deshalb auch nicht als Degeneration bezeichnet werden. Sie verändert aber die Bandscheibe sowohl mechanisch wie auch stoffwechselphysiologisch auf ungünstige Weise und schafft damit die Voraussetzung für pathologische Vorgänge, die zu den hier interessierenden klinischen Bildern führen. Die altersabhängigen histologischen Veränderungen sind zuletzt von A. van den Hoff (1964) beschrieben worden.

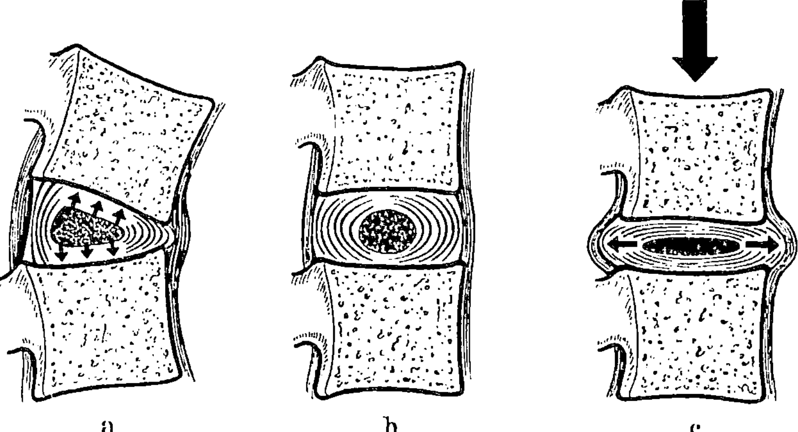

Abb. 1a—c. Schematische Darstellung der Funktion des Nucleus pulposus. Infolge seines hohen Wassergehaltes ist er zwar verformbar, nicht aber komprimierbar. Dadurch hält er den Bandapparat sowohl bei Beuge- wie auch bei Druckbeanspruchung gespannt und überträgt die Druckbelastungen auf hydrodynamische Weise gleichmäßig auf den ganzen Wirbelkörperquerschnitt. a Verhalten bei Beugebeanspruchung. b In Ruhestellung. c Verhalten bei Druckbeanspruchung.

Die Bewegungssegmente ermöglichen Bewegungsvorgänge in der Frontalebene, der Sagittalebene und um die Längsachse der Wirbelsäule, wobei diese drei Grundrichtungen beliebig kombiniert werden können. Dem Nucleus pulposus fällt überwiegend die Aufgabe zu, den Druck gleichmäßig auf den ganzen Wirbelkörperquerschnitt zu übertragen. Dank seiner hydrodynamischen Eigenschaften vermag er dies auch dann, wenn sich der

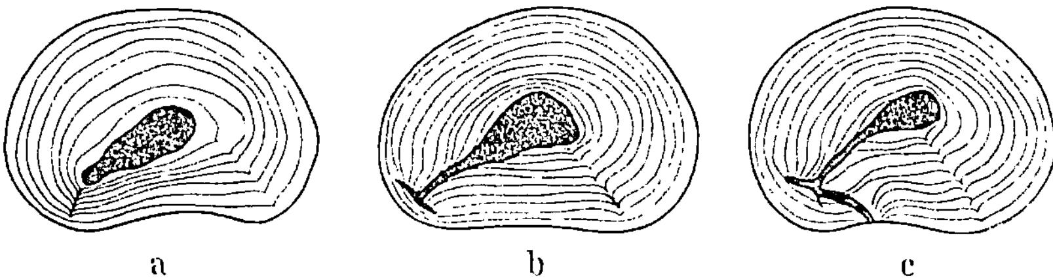

Abb. 2a—c. Das Auftreten von Rissen im Anulus fibrosus. (Nach P. R. Erlacher.) a Ausgehend von herdförmigen regressiven Veränderungen entstehen zunächst radiäre Risse. b und c Unter Druckbelastung können Teile des Gallertkernes in die Risse eindringen, sie vergrößern und auch in zirkulärer Richtung ausweiten

Abstand zwischen den Wirbelkörpern bei Bewegungen ungleichmäßig verändert. Auch der Bandapparat bleibt unabhängig von druckbedingten Abstandsänderungen gleichmäßig gespannt (Abb. 1[1]).

Die physikalische Belastung der lumbalen Bewegungssegmente liegt außerordentlich hoch. Wie H. H. Matthiash (1956) mitteilt, beträgt beispielsweise die Belastung der 5. Lendenbandscheibe bei senkrechter Wirbelsäule und Heben eines Gewichtes mit nach vorn ausgestreckten Armen als Folge von Hebelwirkungen das 22fache des gehobenen Gewichtes. Rumpfneigungen bewirken eine zusätzliche Verlängerung des Hebelarmes und damit Vermehrung der Druckwerte. Unter besonderen Bedingungen können Drucke

---

[1] Die Vorlagen für die in dieser Arbeit wiedergegebenen Zeichnungen sind mit Ausnahme von Abb. 13 alle von Frl. v. Marchtaler, Hamburg, angefertigt worden. Die Vorlage für Abb. 13 zeichnete Herr Dr. Höfle, Homburg-Saar.

bis zu 1500 kg wirksam werden. Neuere Arbeiten mit Messung der auftretenden Drucke sind von A. Machemson u. Mitarb. 1962 und 1963 veröffentlicht worden. H. Hinricsson und K. Hjalmars (1964) weisen darauf hin, daß Rotationsbewegungen zu einer Höhenminderung und damit zu einer zusätzlichen Innendrucksteigerung der Bandscheibe führen.

Die *Bandscheibenerkrankung* beginnt mit dem Auftreten von Rissen im Anulus fibrosus, die ihren Ausgang von den schon erwähnten herdförmigen regressiven Veränderungen nehmen. Die Risse sind teils radiär, teils zirkulär angeordnet (Abb. 2). Unter Druckbelastung können Teile des Gallertkerns in sie eindringen und sie dadurch vergrößern. Damit werden temporäre Verlagerungen von Teilen des Nucleus pulposus innerhalb des in seiner äußeren Begrenzung noch intakten Faserringes möglich. Man bezeichnet dieses Stadium als „*dérangement interne*" und will damit zum Ausdruck bringen, daß die Störungen noch auf das Innere der Zwischenwirbelscheibe beschränkt sind. Als klinisches Bild kann diesen Veränderungen ein Lumbago-Syndrom entsprechen, wahrscheinlich ausgelöst durch eine Reizung der Receptoren im Anulus fibrosus und möglicherweise auch im benachbarten Bandapparat.

Als nächstes Stadium schließt sich bei weiterem Elastizitätsverlust des Gallertkerns, der die Bänder nicht mehr zu straffen vermag, die sog. *Bandscheibenlockerung* an. Hier ist das Gefüge im gesamten Bewegungssegment beeinträchtigt. Es werden abnorme Verschiebungen der Wirbelkörper gegeneinander möglich. Diese sind röntgenologisch als Dorsaldislokation bei Bewegungsaufnahmen erfaßbar (F. Knutson 1942, L. Hagelstamm 1949, W. Leger 1956, H. H. Weber 1957, J. Wellauer 1959) und bewirken eine abnorme Beanspruchung der Wirbelbogengelenke, die im Laufe der Zeit zu bleibenden anatomischen Veränderungen führt. Wie im Zusammenhang mit den klinischen Syndromen näher erläutert wird, können diese Veränderungen chronische oder häufig rezidivierende akute Rückenbeschwerden verursachen, die dann mit einer schmerzhaften Fixierung im betroffenen Bewegungssegment einhergehen. Wieweit diese im einzelnen von Receptoren des Anulus fibrosus, des Bandapparates, der Kapseln oder Menisci der Wirbelbogengelenke ausgelöst wird, ist zwar umstritten, doch steht außer Zweifel, daß alle diese Strukturen sensibel durch den N. sinuvertebralis (Luschkae) versorgt werden, der auch Bezüge zum Grenzstrang unterhält (C. Hirsch u. Mitarb. 1963). Dieser Nerv stellt also die Afferenz eines viscero-motorischen Reflexes dar, dessen Erfolgsorgan die Rückenmuskulatur ist. Diese wird besonders in der Höhe des betroffenen Segmentes schmerzhaft verspannt und kann damit ihrerseits zur Quelle sekundärer Reflexmechanismen werden.

Der von H. Luschka 1850 beschriebene N. sinuvertebralis wird in den Lehrbüchern auch häufig als Ramus meningicus s. recurrens bezeichnet. Er stellt eine Abzweigung des Spinalnerven dar, der in der Höhe des Foramen intervertebrale sympathische Fasern vom Grenzstrang aufnimmt und, durch das Zwischenwirbelloch in den Wirbelkanal zurückkehrend, den Wirbelknochen, das Periost, die Wirbelbögen und Bogengelenke, die Längsbänder und das Gefäßgeflecht versorgt. Ein kleiner Ast schiebt sich bis zur Dura- und Pia-Mater vor, ein anderer reicht in das Rückenmark selbst hinein.

Das dritte Stadium, das der *Bandscheibenprotrusion*, wird erreicht, wenn Pulposusgewebe bis unmittelbar unter die äußere Begrenzung des Anulus fibrosus oder durch diese hindurch bis unter das Längsband gelangt. Es entsteht eine Vorwölbung, die besonders dann klinische Erscheinungen hervorruft, wenn dadurch der Duralsack mit seinem Inhalt oder die Wurzeln im Zwischenwirbelbereich bedrängt werden. Oft, aber nicht immer, ist ein Zurückgleiten des herausgetretenen Materials möglich. Dieses hat W. E. Dandy bereits 1929 bei Operationen nachgewiesen. Damit erklären sich sowohl viele Spontanremissionen radikulärer Störungen wie auch manche zunächst unbefriedigend erscheinende Operationsbefunde, wenn sich an Stelle der erwarteten Vorwölbung lediglich eine erweichte Zwischenwirbelscheibe findet. Die mechanische Irritation der Wurzeln kann zu histologisch nachweisbaren entzündlichen oder ödematösen Reaktionen in den Wurzeln und Spinalganglien führen (G. Döring 1939; D. Mackenzie 1947; F. Laubenthal 1948; K. Lindblom u. B. Rexed 1948; F. J. Irsigler 1951; O. Lindahl u. B. Rexed 1951), deren Ausmaß je nach Konstitution und augenblicklicher Disposition unterschiedlich sein kann. Diese entzündlichen Sekundärveränderungen sind allerdings verhältnismäßig selten (G. Norlén 1944; K. Lindblom u. B. Rexed; P. R. M. J. Hanraets 1959) und für die Ausprägung des klinischen Bildes gegenüber dem mechanischen Faktor meist von untergeordneter Bedeutung, sofern es nicht zu irreversiblen narbigen Veränderungen kommt (L. A. Hadley 1944, R. Frykholm 1951).

Das vierte, als *Prolaps* bezeichnete Stadium unterscheidet sich von der Protrusion dadurch, daß nekrotisches Bandscheibengewebe auch das Längsband durchbrochen hat.

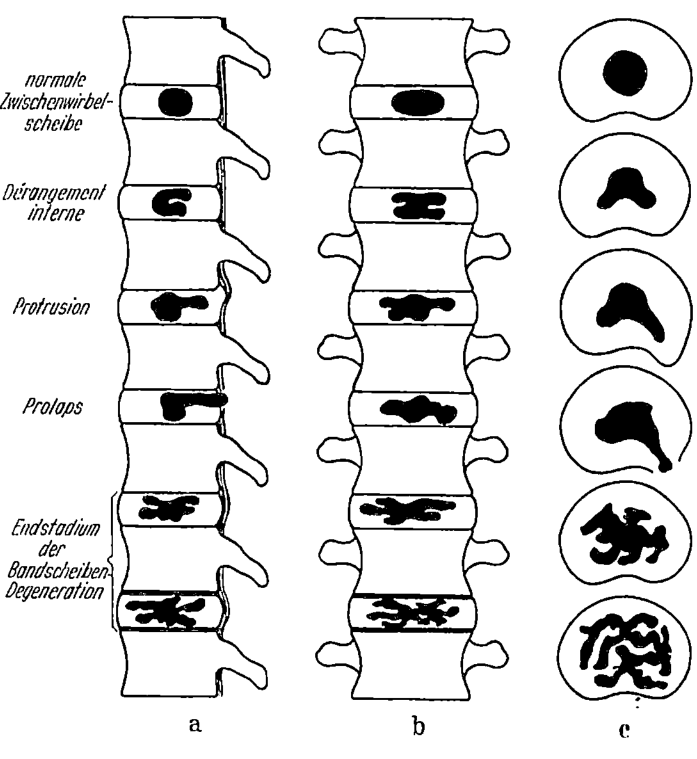

Abb. 3.
Verschiedene Stadien der Bandscheibendegeneration. Schematische Darstellung an Hand nucleographischer Befunde. (Nach Erlacher.)

Verliert der Prolaps den Gewebezusammenhang mit der Zwischenwirbelscheibe, ist er also sequestriert, so kann es zu Verlagerungen innerhalb des Wirbelkanals kommen, wodurch das Auffinden bei der Operation erschwert wird. Ein Prolaps ist nicht mehr reversibel.

Die operativen Erfahrungen haben gezeigt, daß derartige Prolapse niemals nur aus dem Nucleus pulposus bestehen. Meist handelt es sich um faseriges und weitgehend zermürbtes Knorpelgewebe ohne jeglichen gallertigen Charakter, das zweifellos dem Anulus fibrosus entstammt und in einem Stück herausgezogen werden kann. Die im Schrifttum überwiegend vertretene Ansicht, es handele sich beim Bandscheibenprolaps um einen Vorfall des Gallertkerns, ist mit den üblichen Operationsbefunden nur schwer in Einklang zu bringen und bedarf der Überprüfung.

Die Stadien 3 und 4 verursachen überwiegend mono- oder oligoradikuläre Reiz- und Ausfallserscheinungen, in Einzelfällen bei Totalausstoßung einer Bandscheibe (Massenprolaps) auch ausgeprägte Caudasyndrome. Die Gefügelockerung des zweiten Stadiums kann trotz der Ausbildung von Protrusion oder Prolaps bestehenbleiben, so daß auch nach Beseitigung einer Wurzelkompression die Rückenbeschwerden zuweilen fortdauern.

Im *Endstadium der Bandscheibendegeneration* ist das ursprünglich elastische Pulposusgewebe durch faseriges Bindegewebe ersetzt. Oft finden sich Höhenverminderung des Zwischenwirbelspaltes, Spangenbildungen an den Wirbelkörperkanten und Arthrosen der Wirbelgelenke. Das Neuauftreten von Protrusionen und Prolapsen kommt in diesem Stadium seltener vor (F. Reischauer 1949 u. a.). Auch verliert sich oft, wenngleich nicht immer, die abnorme Beweglichkeit des Segmentes, wie wir sie im Stadium 2 gekennzeichnet haben. Unter Einschränkung der physiologischen Bewegungsmöglichkeiten kann damit zwar ein relativ beschwerdefreier Zustand erreicht werden, doch sind am eigenen Krankengut noch 21 % aller Patienten jenseits des 50. Lebensjahres und 3 % jenseits des 60. Lebensjahres in klinische Behandlung gekommen. Örtliche Rückenbeschwerden wie auch radikuläre Symptome können, wie sich daraus ergibt, durchaus auch in mittlerem und höherem Lebensalter, also bei fortgeschrittener Bandscheibendegeneration, erstmalig oder erneut auftreten. Einen schematischen Überblick über die verschiedenen Stadien der Bandscheibenerkrankung vermittelt Abb. 3.

IV. Die Bedeutung von Konstitution, Vorkrankheiten, Lebensalter und beruflicher Belastung.

Der sehr umfassende Begriff der Konstitution bedarf im Rahmen dieses Handbuchkapitels einer Einengung. Hier sollen lediglich allgemeine körperbauliche Typen und angeborene Besonderheiten der Wirbelsäule Berücksichtigung finden.

Es sei vorweg gesagt, daß bei athletisch, leptosom, pyknisch und dysplastisch gebauten Menschen Bandscheibendegenerationen in etwa gleicher Häufigkeit vorkommen. Dies hat die Aufgliederung eines größeren Krankengutes der Kölner Kliniken erkennen lassen (K. A. Jochheim, F. Loew u. A. Rütt 1961). Allerdings muß man bei solchen Beobachtungen darauf achten, daß Fälle mit chronischem Kreuzschmerz als Folge muskulärer wie auch charakterlicher Haltungsschwäche nicht einbezogen werden. Die Bedeutung von *Formvarianten und Entwicklungsstörungen* der Wirbelsäule ist wesentlich schwieriger einzuschätzen. Während T. A. Willis (1931) sowie J. D. Southworth und S. R. Bersack (1950) statistisch überzeugende Zusammenhänge verneinen, haben T. Alajouanine u. R. Thurel (1947), H. Kuhlendahl (1954), J. E. W. Brocher (1957) und P. R. M. J. Hanraets (1959) auf Grund eigenen Krankengutes und von Literaturstudien überzeugend darlegen können, daß dann, wenn die erwähnten Fehlbildungen der Wirbelsäule vorhanden sind, auch im erhöhten Maße mit dem Auftreten von lumbosacralen Bandscheibenschäden gerechnet werden muß. Die unterschiedlichen Beurteilungen finden zum Teil ihre Erklärung darin, daß sich auch bei angeborenen Fehlbildungen die Bandscheibenerkrankungen erst im mittleren Lebensalter manifestieren und deshalb bei Serienuntersuchungen jüngerer Menschen nicht erfaßt werden.

Unter dem Eindruck der älteren Theorie einer entzündlichen Genese des Ischiasleidens ist in Analogie zu den Beobachtungen bei rheumatischen Erkrankungen früher besonderes Augenmerk auf *vorangegangene Infektionskrankheiten und Fokalinfekte* gerichtet worden. Bei der Häufigkeit derartiger Entzündungsherde ist es nicht verwunderlich, daß zeitliche Koinzidenzen nicht selten festgestellt worden sind. Entsprechend wurde fast allgemein empfohlen, die Behandlung mit einer Fokalsanierung zu beginnen (F. Gudzent 1921, W. Berger 1939, W. H. Veil 1939, A. Slauck 1939, A. Geronne 1939, K. Kissling 1939, J. Krischek 1955, K. Hansen 1957 und viele andere mehr). Überraschenderweise haben später allerdings unvoreingenommene statistische Erhebungen die oben skizzierte weitverbreitete Annahme nicht stützen können. Beispielsweise fanden K. A. Jochheim, F. Loew und A. Rütt (1961) nur bei 6 % ihres Krankengutes Vorkrankheiten aus dem „rheumatischen" Formenkreis. Dies besagt aber nicht, daß nicht in Einzelfällen Zusammenhänge über enge zeitliche Bindungen hinaus auch in kausaler Beziehung vorhanden sein können, wobei Reizschwelle und Reaktionsweise des Nerven auf die mechanische Irritation durch einen Infekt moduliert werden können (K. J. Zülch 1954) (vgl. S. 166). Das gleiche gilt, wie A. Saurer (1947) darlegen konnte, für hormonelle Störungen im Klimakterium.

Die Mitteilungen über die Häufigkeit osteochondrotischer Wirbelsäulenveränderungen in den verschiedenen Lebensaltern weisen keine wesentlichen Unterschiede auf. Auf die auf S. 184 aufgeführten zusammenfassenden Darstellungen sei hingewiesen. Zusätzliche Veröffentlichungen zu dieser Frage finden sich unter anderem bei Liechty (1944) und bei Süsse. Gewisse Zahlenunterschiede, beispielsweise die von F. Reischauer (1949) angegebenen niedrigeren Häufigkeitszahlen, sind — wie schon G. Säker (1952) mit Recht bemerkte — technisch bedingt.

Im Kindesalter treten Bandscheibenvorfälle nur vereinzelt auf. Neuere Beschreibungen von Einzelfällen finden sich unter anderem bei C. Bacin u. Mitarb. (1963) und J. A. Epstein und L. S. Lavine (1964). Ein typisches Lumbagosyndrom bei Kindern kann übrigens auch einmal durch Bandscheibenverkalkungen verursacht werden (E. J. Eyring u. Mitarb. 1964). Etwa zwei Drittel aller Fälle kommen zwischen dem 30. und 50. Lebensjahr erstmalig in klinische Behandlung. Von dem verbleibenden Drittel entfällt wiederum ein Drittel auf den Zeitraum vor dem 30. Lebensjahr, während die übrigen erst nach dem

50. Lebensjahr behandlungsbedürftig werden. Während also die Kurve der manifesten Krankheit einen Häufigkeitsgipfel zwischen dem 30. und 50. Lebensjahr aufweist, nimmt die Häufigkeit röntgenologisch nachweisbarer spondylarthrotischer Veränderungen mit dem Lebensalter fast gradlinig zu (R. Boehmig 1929; H. Uebermuth 1929; G. Schmorl u. H. Junghanns 1932; H. Kuhlendahl und W. Kunert 1954).

Dabei sind allerdings Berufsgruppen mit schwerer körperlicher Beanspruchung frühzeitiger und stärker betroffen, als es dem sonstigen Bevölkerungsdurchschnitt entspricht. Zur Erklärung ist auf die zahlreichen Untersuchungen über die mechanischen Belastungsmomente bei bestimmten körperlichen Verrichtungen hinzuweisen, die von F. K. Bradford u. R. G. Spurling (1950), von H. H. Matthiash (1956) und in letzter Zeit von J. D. G. Troup (1965) veröffentlicht worden sind. Danach besteht kein Zweifel, daß bestimmte Arbeitshaltungen und Arbeitsanforderungen häufiger klinische Behandlungsmaßnahmen veranlassen. Allerdings ist zu berücksichtigen, daß beim Auftreten einer Bandscheibenerkrankung Berufsgruppen mit stärkeren körperlichen Anforderungen erheblicher beeinträchtigt sind als solche, bei denen die beruflichen Aufgaben auch mit einer etwas schmerzhaften und weniger beweglichen Wirbelsäule mühelos abgewickelt werden können (J. E. W. Brocher 1957). Schon E. Severin fand im Jahre 1943 bei seinen 210 Fällen eine auffällige Häufung körperlich schwer arbeitender Menschen. L. Unander-Scharin (1950) berichtete aus der Stockholmer Krankenversicherungsstatistik 1948 über 5229 Fälle von Lumbago und Ischias, die etwa 4,5% der in diesem Jahre angefallenen Gesamtkrankheitsziffer ausmachten. Bei den an Bandscheibensyndromen erkrankten Straßenbahnangestellten Stockholms waren die körperlich schwer arbeitenden Werkstattangehörigen gegenüber dem viel geringer belasteten Fahrpersonal auffallend häufig vertreten. H. Kuhlendahl und W. Kuhnert (1952) konnten bei Vergleichszählungen im Bergbau etwa doppelt so häufig eine Erkrankung an Lumbago, Muskelrheumatismus und „Neuritis" feststellen, als es der Verteilung der Durchschnittsbevölkerung entsprach. Der Anteil von Angehörigen schwer arbeitender Berufe wurde ziemlich übereinstimmend von R. Malmros (1942), S. Friberg (1947), J. E. Poppen (1945), W. Waris (1949) sowie C. Hirsch (1959) mit etwa zwei Drittel bis drei Viertel des jeweiligen Krankengutes angegeben. Während die übrigen Autoren aus diesen Zahlen auf eine besondere Häufung bei Schwerarbeitern schlossen, vertrat C. Hirsch (1959) die Ansicht, dieses Zahlenverhältnis entspreche der allgemeinen Häufigkeit der Berufe mit schwerer Arbeit innerhalb der berufstätigen Bevölkerung. G. Maintz (1953) fand bei einer größeren Untersuchung, die der Frage nach der Einwirkung von Preßluftarbeiten auf die Entstehung lumbaler Bandscheibenschäden gewidmet war, daß bei dieser Tätigkeit Unterschiede gegenüber anderen schwer arbeitenden Berufsgruppen nicht vorliegen. Im Vergleich mit Frauen und mit Geistesarbeitern war jedoch unverkennbar, daß Schwerarbeiter spondylarthrotische Veränderungen mittleren und hohen Grades früher aufweisen als die erwähnten Kontrollgruppen. Für das höhere Lebensalter waren allerdings sichere Unterschiede nicht mehr faßbar. Die frühzeitigere Entwicklung röntgenologisch sichtbarer Veränderungen allein weist jedoch noch keineswegs auf eine häufigere Manifestation entsprechender klinischer Erscheinungen hin. Zu ähnlichen Ergebnissen gelangte Ch. Axt (1960) bei Vergleichsuntersuchungen an Bürokräften und Schwerarbeitern.

V. Die klinischen Syndrome.

Im folgenden sollen zunächst die häufigsten klinischen Syndrome skizziert werden. Anschließend werden die wesentlichen an den Krankheitsbildern beteiligten Symptomgruppen einzeln besprochen, um durch eine solche Analyse nicht nur die Bausteine für die Differentialdiagnose, sondern auch für einen gezielten Einsatz der therapeutischen Maßnahmen zu gewinnen.

Erstsymptom und in vielen Fällen auch einziges Symptom der Bandscheibenerkrankung ist in der Regel das Auftreten von Rückenbeschwerden im Lumbosacralbereich, so wie es auf S. 176 als Lumbagosyndrom näher beschrieben ist. Die Lumbago dauert

meist zunächst nur kurz an, ohne Anlaß zu ärztlicher Behandlung in diesem Anfangs-
stadium zu geben. Rezidive sind allerdings nicht selten. Entsprechend vermißt man in
der Anamnese von Patienten, die in späteren Stadien der Krankheit zur Behandlung
kommen, kaum je Angaben über vorangegangene „Hexenschüsse". Das Hinzutreten
von „Ischiasbeschwerden" ist sowohl bezüglich des Zeitpunktes wie auch der Ausprägung
unterschiedlich. Es kommt zu neuralgischen Schmerzen, die in ein Bein — selten gleich
in beide Beine — ausstrahlen, wobei die Schmerzausbreitung dem Versorgungsgebiet der
betroffenen Wurzel zu entsprechen pflegt. Häufig findet man Sensibilitätsstörungen im
gleichen Gebiet. Besser als Worte es vermögen, beschreibt Abb. 4a—e die Sensibilitätsstörungen, die für die verschiedenen im Lumbosacralbereich vorkommenden Bandscheibenvorfälle typisch sind. Ähnlich wie die örtlichen Rückenbeschwerden ist auch der
neuralgische Schmerz von der Stellung und Beanspruchung der Wirbelsäule abhängig.
Wir finden entsprechende Schonhaltungen und auch die charakteristische Schmerzverstärkung durch Husten, Niesen und Pressen. Das beschriebene Syndrom — Lumbago,
neuralgische Schmerzen und eventuell auch Sensibilitätsstörungen im Versorgungsgebiet
der Wurzeln S 1, L 5 oder/und L 4 — kann, wie auch die alleinige Lumbago, flüchtiger
Natur und nur gering ausgeprägt sein und ohne eingreifendere Behandlungsmaßnahmen
wieder abklingen. Es ist, wenn es ausgeprägter auftritt, für den Kranken äußerst quälend
und erfordert dann rasche und gezielte Behandlung. Rezidive sind häufig.

Gröbere motorische Ausfälle treten nur bei einem kleinen Teil der Patienten hinzu.
Sie geben verständlicherweise dem Krankheitsbild eine besondere Dringlichkeit. Leichtere
motorische Störungen entgehen dagegen verhältnismäßig oft der Aufmerksamkeit des
Kranken und mitunter auch des Arztes. Tritt im Verlauf eines ischialgischen Krankheitsbildes und bei gleichzeitiger Lumbago eine Schwäche der Mm. flexores hallucis oder
digitorum und des Triceps surae (teilweise vom Segment S 1 versorgt) oder von der
Fibularisgruppe, den Zehenextensoren und der Glutäalmuskulatur (teilweise von L 5
versorgt) oder des Tibialis anterior (teilweise von L 4 versorgt) (vgl. auch Abb. 6) auf und
entsprechen Schmerzausstrahlung und Sensibilitätsstörung der gleichen Segmentzone,
bietet die Anamnese außerdem Hinweise auf frühere Schübe von Lumbago oder Ischialgien
als Zeichen der sich entwickelnden Bandscheibenerkrankung, und läßt schließlich das
Röntgenbild einen andersartigen Knochenprozeß im zugehörigen Bereich der Wirbelsäule
ausschließen, so ist an der Verursachung des Krankheitsbildes durch einen Bandscheibenvorfall kaum ein Zweifel möglich. Fehlen aber einzelne Komponenten dieses Syndroms,
beispielsweise die entsprechenden anamnestischen Hinweise oder die begleitenden Lumbagobeschwerden oder die neuralgischen Schmerzen, so ist besondere diagnostische Sorgfalt geboten.

Das dringlichste Krankheitsbild, das durch einen lumbalen Bandscheibenvorfall verursacht werden kann, ist das der Cauda-Querschnittslähmung mit Blasen- und Mastdarmstörungen, mehr oder weniger vollständigem Ausfall der aktiven Beweglichkeit der Füße
und entsprechenden Sensibilitätsstörungen, vor allem auch im Reithosengebiet. In den
Kapiteln über die Behandlung wird näher ausgeführt, daß in diesen Fällen einzig die
sofortige operative Entfernung des Bandscheibenvorfalles Aussichten auf eine Rückbildung der Ausfälle bietet. Die Einweisung in eine neurochirurgische Spezialabteilung
ist deshalb als Notfall mit gleicher Dringlichkeit erforderlich, mit der beispielsweise ein
Patient mit Verdacht auf Magenperforation in einer chirurgischen Abteilung aufzunehmen
ist. Die zur differentialdiagnostischen Abklärung erforderlichen Untersuchungen (vgl.
S. 190—193) müssen dann auf wenige Stunden zusammengedrängt und die Operation
sofort angeschlossen werden. Nur solch rasches und aktives Vorgehen vermag den
Kranken vor schwerwiegendsten bleibenden Schäden zu bewahren.

Am Aufbau des klinischen Bildes sind also, wie wir gesehen haben, im wesentlichen
fünf Symptomgruppen beteiligt, die allein oder in wechselnden Kombinationen vorkommen. Es sind dies lokale Wirbelsäulenbeschwerden und entsprechende Befunde,
radikuläre Reizerscheinungen, sensible Wurzelausfälle, motorische Wurzelausfälle und
vegetative Störungen im betroffenen Körperviertel.

Vom Standpunkt der ätiologischen Betrachtung wäre eine Trennung der aufgezählten Symptomgruppen nicht erforderlich. Dagegen ist sie für die Differentialdiagnose wie auch für das therapeutische Vorgehen außerordentlich nützlich.

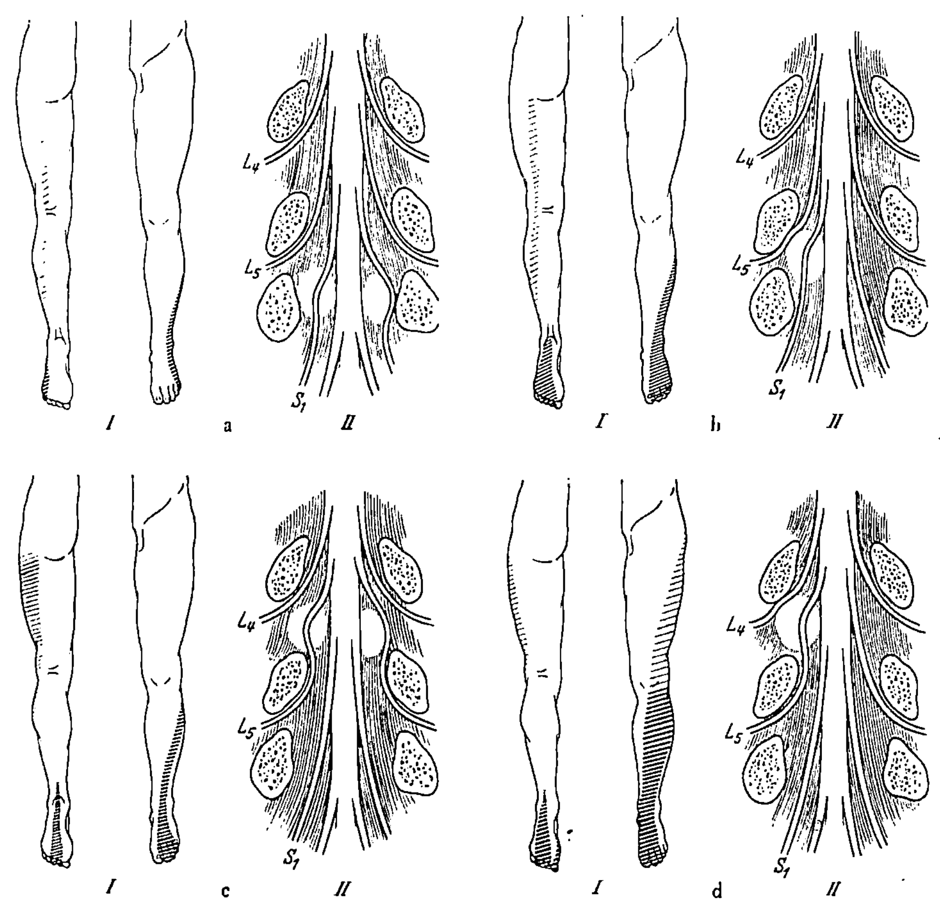

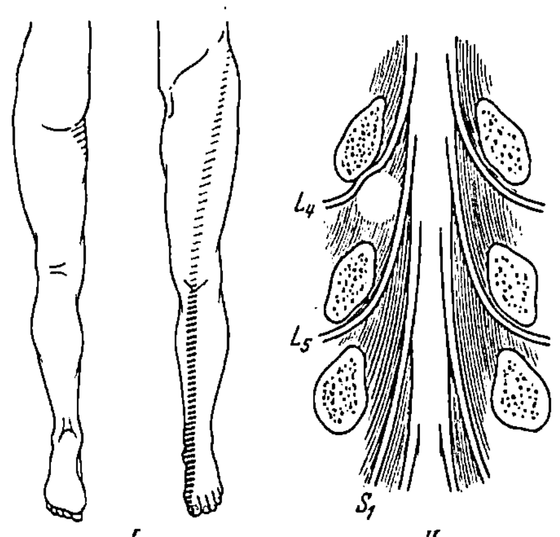

Abb. 4a—e. Die Beziehungen zwischen Bandscheibenvorfall und Wurzel. (Nach Ectors.) Je nach seiner Lage vermag ein Vorfall die in gleicher Höhe oder eine Etage tiefer austretende oder beide Wurzeln zu bedrängen, wobei die Wurzeln nach lateral oder nach dorsal verlagert sein können. Dem Vorfall einer bestimmten Bandscheibe können also sehr unterschiedliche neurologische Ausfälle entsprechen. — Die Ausstrahlung des neuralgischen Schmerzes entspricht dem sensiblen Versorgungsgebiet der betroffenen Wurzel. a Vorfall der 5. Lendenbandscheibe mit Beeinträchtigung der Wurzel S_1. b Vorfall der 5. Lendenbandscheibe mit Beeinträchtigung sowohl der Wurzel S_1 wie auch der Wurzel L_5. c Vorfall der 4. Lendenbandscheibe mit Beeinträchtigung der Wurzel L_5. d Vorfall der 4. Lendenbandscheibe mit Beeinträchtigung der Wurzeln L_4 und L_5. e Vorfall der 4. Lendenbandscheibe mit Beeinträchtigung der Wurzel L_4.

Zunächst läßt sich aus der Vielzahl der klinischen Zeichen der *umschriebene Rückenschmerz* (Lumbago) herauslösen, der zumeist von einer Fehlhaltung der Wirbelsäule und mehr oder weniger ausgedehnten Muskelverspannungen begleitet wird.

Der Begriff der Myogelose (H. Schade 1921) ist so eng mit den oft recht verschwommenen Vorstellungen über das Muskelrheuma verbunden, daß wir ihn in den nachfolgenden Abschnitten meiden werden.

In den Lehrbüchern der Orthopädie werden als Ursachen derartiger Muskelhärten Überanstrengungen, Fokalinfektionen, Abkühlungen, hyperergische Reaktionen und innersekretorische Störungen genannt. Die Verhärtungen sind zwar zu tasten, mit histologischen Methoden jedoch nicht zu erkennen (H. SCHADE 1949). Es handelt sich nämlich, wie F. A. ELLIOT (1944), G. WEDDELL u. Mitarb. (1944) sowie H. BAYER u. G. IHLENFELDT (1949) mit Hilfe der Elektromyographie nachgewiesen haben, um reflektorisch ausgelöste umschriebene Muskeltonuserhöhungen. Die Entstehungsbedingungen können unschwer auf die gemeinsame Formel umschriebener örtlicher Reizerhöhungen oder allgemeiner Senkung der Reizschwelle gebracht werden, wobei die zuvor genannten pathogenetischen Faktoren sowohl örtlich als auch durch allgemeine Schwellenbeeinflussung wirksam werden können.

Die Schmerzen beim Lumbagosyndrom sind primär Ausdruck einer physiologischen Leistung des peripheren Nervensystems, nämlich Folge einer von den Receptoren aus dem Bereich des erkrankten Bewegungssegmentes aufgenommenen Reizung. Reizausbreitung und Schmerzintensität können allerdings durch konstitutionelle und dispositionelle Einflüsse moduliert werden.

Demgegenüber muß als zweites Syndrom das der *radikulären Reizerscheinungen* abgegrenzt werden. Kennzeichnend sind hier neuralgische Beschwerden mit Schmerzausstrahlung in das von der betroffenen Wurzel versorgte Hautareal. Der radikuläre Schmerz unterscheidet sich nach Art und Verteilung durchaus vom normalen Receptorenschmerz und hat für unsere Betrachtung eine recht erhebliche Bedeutung erlangt. Er ist allerdings an die noch leitungsfähige Wurzel gebunden und darf als Alarmsignal gelten, das mit Unterbrechung der Leitungsfähigkeit oft erlischt (J. A. CHAVANY, P. JANNY u. D. HAGEMÜLLER 1949; H. KUHLENDAHL, F. REISCHAUER u. a.).

Damit kommen wir zu der Gruppe der *radikulären Ausfälle*, die sowohl auf motorischem als auch auf sensiblem Gebiet liegen können. Der getrennte Verlauf vorderer und hinterer Wurzeln vor ihrer Vereinigung nahe dem Spinalganglion erklärt, daß beide Leistungen des peripheren Nervenabschnitts unabhängig voneinander betroffen sein können. Eine Beeinträchtigung der Leitfähigkeit motorischer Wurzeln führt zu Paresen und bald auch zu Atrophien. Störungen der Sensibilität äußern sich nicht nur in quantitativen Veränderungen der Schmerz- und Berührungsempfindung, sondern oft auch als Paraesthesien und Allaesthesien.

Die Leitungsstörung peripherer Nerven wird von manchen Autoren unabhängig von ihrer Ätiologie als „Neuritis" bezeichnet. Die letzte ausführliche Zusammenfassung stammt von R. WARTENBERG (1959). Diese Terminologie scheint uns mißverständlich, weil im allgemeinen medizinischen Sprachgebrauch mit der Endung „itis" ein entzündlicher Prozeß gekennzeichnet zu werden pflegt. Wir halten es deshalb für zweckmäßiger, lediglich beschreibend von sensiblen und motorischen Funktionsstörungen zu sprechen.

Als fünfte Komponente ist das *Vorkommen vegetativer Phänomene* zu erwähnen, das im Zusammenhang mit der „Ischias" durchaus bekannt ist (H. PETTE 1942, G. SÄKER 1947, F. REISCHAUER 1949, E. A. SCHRADER 1949, H. W. PÄSSLER 1955, O. STARY 1956 und 1959, F. DITMAR 1959 u. a.). Die veränderte vegetative Steuerung beeinflußt nicht nur die Durchblutungsverhältnisse, sondern bewirkt auch über eine Senkung der Reizschwelle Muskelverspannungen, die nicht mehr segmental begrenzt sind. Es finden sich ferner vegetativ bedingte Sensibilitätsstörungen, die von solchen radikulärer Genese unterschieden werden müssen. Eine Reizung des vegetativen Anteils der Spinalwurzeln vermag schließlich auch — wie dies R. FRYKHOLM (1952) im Cervicalbereich durch Druck auf motorische Wurzeln während operativer Eingriffe beobachten konnte — dumpfe muskulär anmutende Schmerzen in dem zugehörigen Körperviertel auszulösen.

Diese fünf Komponenten seien im folgenden näher beschrieben, wobei gleichzeitig der Versuch unternommen wird, sie bestimmten pathophysiologischen Vorgängen und morphologischen Veränderungen zuzuordnen. Es muß von vornherein betont werden, daß die einzelnen Komponenten nur ausnahmsweise auf die Dauer isoliert vorkommen. Im Verlauf des Krankheitsgeschehens sind sie vielmehr oft in wechselndem Ausmaß gleichzeitig oder nacheinander erkennbar. Allgemeingültige Zahlen über die Häufigkeit ihres Vorkommens sind schwer zu gewinnen, da erfahrungsgemäß frei praktizierenden Ärzten und Klinikern verschiedener Fachrichtungen ein unterschiedlich zusammengesetztes Krankengut begegnet.

1. Das Lumbagosyndrom.

Führende Symptome sind

a) Schmerzen im Lenden-Kreuzbereich,

b) Haltungs- und Bewegungsstörungen im lumbosacralen Abschnitt, manchmal mit kompensatorischer Beteiligung auch der übrigen Wirbelsäule.

a) Die Schmerzen treten oft schlagartig auf, können sich aber auch schleichend entwickeln. Manchmal werden sie durch bestimmte Bewegungen ausgelöst. Im Volksmund nennt man sie gern „Hexenschuß“. Zum Teil werden Kälteeinflüsse, Zugluft, Infekte u. ä. als auslösende oder schmerzverstärkende Faktoren angeschuldigt. Husten, Niesen und Pressen pflegen die Beschwerden zu verstärken. Das Maximum des Schmerzes wird meist recht genau in Höhe eines Wirbelsäulenabschnitts und in die zugehörige Muskulatur lokalisiert. Dabei kann das Schmerzareal symmetrisch oder asymmetrisch verteilt sein. Es sei vorweg gesagt, daß die stärksten Schmerzen meist in Höhe des gestörten Bewegungssegmentes der Wirbelsäule angegeben werden. Schmerzausbreitungen nach ventral und kranialwärts bis in die Höhe des Rippenbogens kommen vor. Sie gehören zu den vegetativen Phänomenen, die weiter unten im Zusammenhang besprochen werden sollen (s. S. 181). Die Schmerzphänomene lassen sich durch Prüfung der Klopf- und Druckempfindlichkeit der Dornfortsätze und der kurzen und langen Rückenmuskulatur weiter analysieren. Auch hier entspricht das Maximum meist der Höhe des betroffenen Bewegungssegmentes (H. H. Matthiash 1956). Schmerzhafte Muskelverspannungen lassen sich in Form derber Spindeln zumeist in oberflächlichen Muskellagen tasten. Spontanschmerzen und Verspannungen stimmen in ihrer Ausdehnung weitgehend überein. Auch hier sind vegetative Phänomene beteiligt. Eine klinische Analyse der Bewegungsstörungen kann die schmerzhafte Fixierung der Fehlhaltung und die mechanischen Bedingungen der Schmerzbeeinflussung deutlicher machen. Ob man sich nun des Lasègueschen Handgriffs bedient oder den Beckenkippungsschmerz durch andere Bewegungen prüft, ist ohne grundsätzliche Bedeutung. Manchmal gelingt die Entlarvung eines Simulanten leichter, wenn man vom allzu bekannten Untersuchungsschema abweicht (R. Römheld 1918).

b) Haltungs- und Bewegungsstörungen der Wirbelsäule finden sich als Streckstellung, als Hyperlordose oder Skoliose, zuweilen mit Haltungsausgleich in oberen Wirbelsäulenabschnitten. Die Fehlhaltungen sind im Lumbosacralbereich meist ganz oder teilweise fixiert, wenngleich sich die Steifhaltung bei Entlastung der Wirbelsäule nach entsprechender Lagerung mitunter lösen läßt (O. Babinski 1888, H. Schüdel 1889, E. Remak 1892, Ehret 1897, L. Minor 1898, Ph. Lewin 1943, J. B. Mennell (1945), H. Debrunner 1948, F. Schwarzweller 1956, E. Güntz 1958). Damit erklärt sich die gelegentliche Diskrepanz zwischen dem klinischen Befund und den im Liegen angefertigten Röntgenaufnahmen. Röntgenuntersuchungen im Stehen sowie Bewegungsaufnahmen geben hier zweifellos zuverlässigere Befunde (W. Leger 1956 u. a.).

2. Die radikulären Reizerscheinungen.

Führendes Symptom ist der in das Versorgungsgebiet der betroffenen Wurzel ausstrahlende Schmerz, der meist als hell, bohrend, ziehend und außerordentlich heftig beschrieben wird und besonders beim Husten, Niesen und Pressen zunimmt. Er beginnt oft in proximalen Anteilen des Segmentes und kann bei Fortschreiten der Krankheit oder bei bestimmten Bewegungen bis ins Endausbreitungsgebiet einschießen. Nur ausnahmsweise werden ausschließlich Schmerzen im Bereich der distalen Endverzweigung angegeben.

Die neuralgischen Reizsymptome sind in ihrer Intensität häufig selbst von nur geringen Bewegungen in lumbosacralen Wirbelsäulenabschnitten abhängig. Hierzu gehören schon durch die Anspannung der Bauchmuskulatur bedingte kurze Bewegungsstöße beim Husten und Niesen. Die These, daß eine solche Schmerzauslösung auf dem

Wege über eine Liquordrucksteigerung zustande komme, konnte von F. REISCHAUER (1949) für die meisten Fälle widerlegt werden; Liquordrucksteigerungen, die nach dem Mechanismus des Queckenstedtschen Versuches ausgelöst wurden, waren nur selten von Einfluß auf die Wurzelschmerzen. Die Bedeutung bewegungsmechanischer Faktoren wird auch dadurch unterstrichen, daß die Kranken selbst bei drohendem Husten- oder Niesreiz mit den Händen das Becken zu fixieren suchen, um die Stöße abzufangen. Zu den bewegungsabhängigen Schmerzverstärkungen gehört auch der Lasèguesche Versuch. Zweifellos kommt es beim Anheben des gestreckten Beines zu einer Beckenkippung, die dann, wenn ohnehin das Zwischenwirbelloch durch vorgetretenes Bandscheibengewebe eingeengt ist, die Wurzel in noch engeren Kontakt mit dieser Vorwölbung bringt. Daneben kann auch der Zug an der Wurzel an der Schmerzauslösung beteiligt sein (D. MÜLLER 1952; S. DE SÈZE und J. WELFING 1957 u. a.). Entscheidend ist dieser Faktor aber sicher nicht, da sich zuweilen der gleiche Wurzelschmerz auch bei entspannten Nerven in Bauchlage durch Beckenkippung nach hinten auslösen läßt (F. REISCHAUER 1949, C. A. HÖCHST 1951). Man fixiert hierzu mit der einen Hand die Lendenwirbelsäule und hebt mit der anderen den Oberschenkel dorsalwärts an.

Bei der Auswertung des Lasègueschen Versuches muß man unterscheiden zwischen den hierdurch ausgelösten örtlich begrenzten Rückenschmerzen (s. S. 176), dem eben beschriebenen klassischen Wurzelschmerz und schließlich dumpfen, spannenden Mißempfindungen, die in die Dorsalseite der Beinmuskulatur lokalisiert werden und lediglich Ausdruck einer Muskeldehnung sind. Die lapidare Feststellung, „der *Lasègue*" sei positiv, sagt also nichts über eine Wurzelbeteiligung aus. Auf einen Wurzelkontakt ist nur zu schließen, wenn die Schmerzausstrahlung der radikulären Verteilung ent-

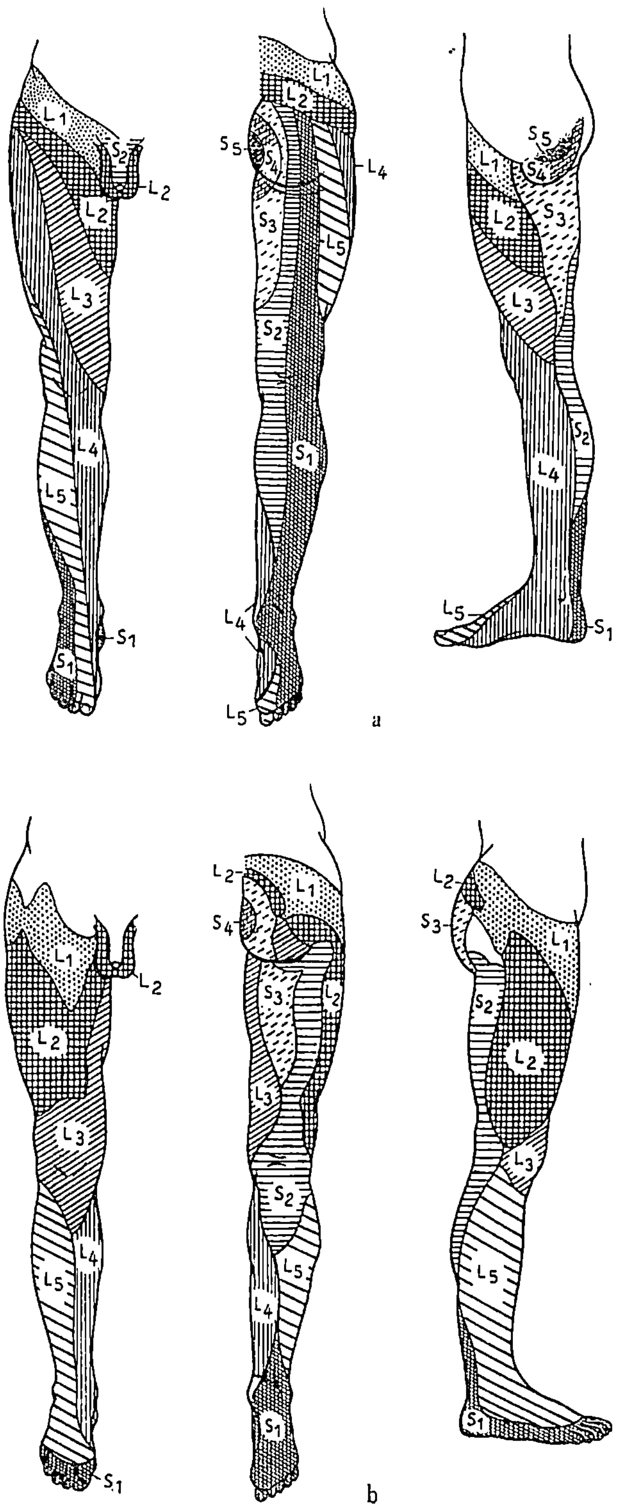

Abb. 5a—e. Gegenüberstellung der verschiedenen Schemata über die segmentale sensible Versorgung im lumbalen und sacralen Bereich. a Sensibilitätsschema nach SCHLIACK. b Sensibilitätsschema nach HEAD. c Sensibilitätsschema nach MÜLLER und SPATZ. d Sensibilitätsschema nach DÉJÉRINE. e Sensibilitätsschema nach FOERSTER.

spricht und neuralgischen Charakter hat. Als Faustregel gilt, daß eine Reizung der Wurzel S 1 eine Schmerzausstrahlung vom lumbosacralen Übergangsgebiet über das Gesäß, an der Rückseite des Ober- und Unterschenkels bis in die Ferse und oft auch die laterale Fußkante hervorruft. Für eine Irritation der Wurzel L 5 spricht ein Schmerzverlauf etwas mehr lateral, an der Außenseite des Ober- und Unterschenkels, oft auch weiter über den Fußrücken bis zur Großzehe. Die Wurzel L 4 ist betroffen, wenn der Schmerz am Oberschenkel vorn-lateral entlang zieht. Am Unterschenkel folgt er der Schienbeinkante. Der Fuß bleibt in der Regel frei.

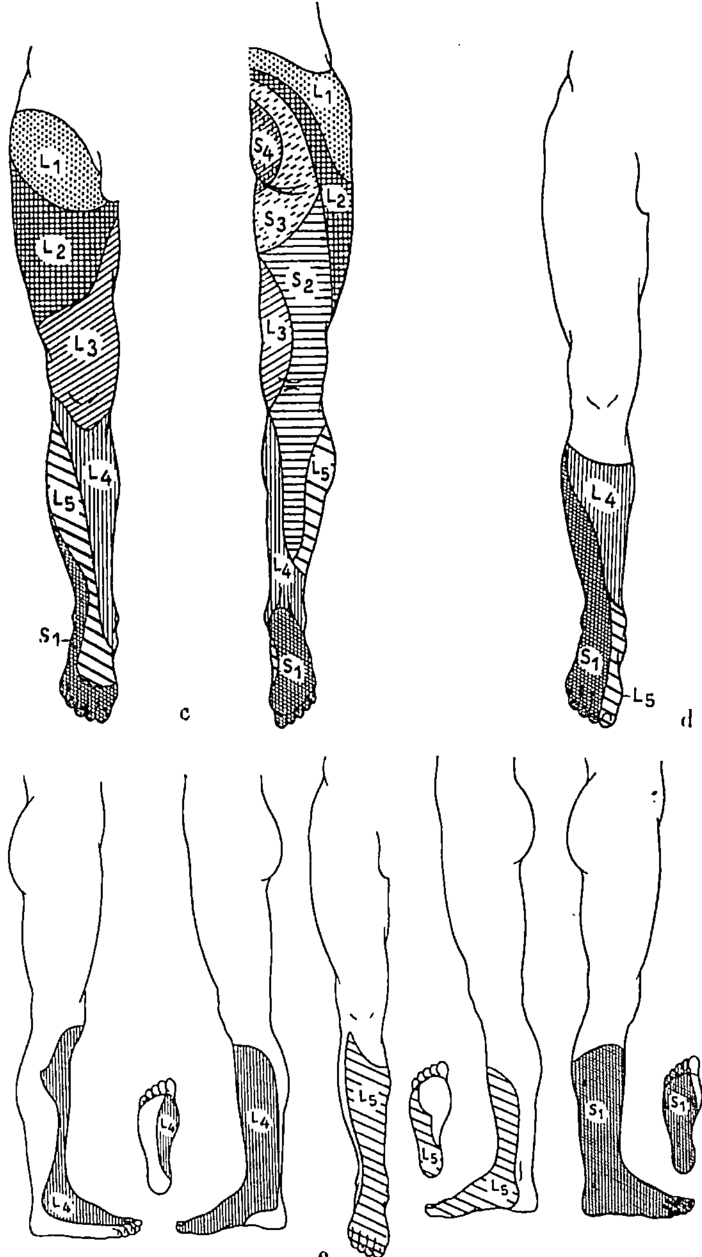

Die übrigen Wurzeln sind selten isoliert betroffen, so daß sie an dieser Stelle nicht gesondert besprochen werden sollen. Der Schmerzverlauf entspricht den Hautsensibilitätsfeldern, wie sie in Abb. 4 und 5a dargestellt sind.

Um ihre Beschwerden zu mindern, bevorzugen die Patienten von Fall zu Fall unterschiedliche Schonhaltungen. Bei einigen wird die Wurzel nach Hyperlordosierung entlastet, während andere nur in der Kyphose, also in Hockstellung, in weichen Sesseln oder auf weichen Matratzen, Beschwerdelinderung finden. Auch ausgeprägte Skoliosen sind häufig als Entlastungshaltung anzutreffen. Es ist wichtig, auf Eigenbeobachtungen der Patienten zu achten und sie therapeutisch auszunutzen. Man sollte hier jeden Schematismus vermeiden. Generelle Lagerungsvorschriften kann es nicht geben, weil die funktionsmechanischen Bedingungen sehr unterschiedlich sind. Bei der Auswahl der Schonhaltung sind natürlich auch die unter 1. beschriebenen lokalen Wirbelsäulenbeschwerden zu berücksichtigen.

3. Die sensiblen Ausfallserscheinungen.

Das Auftreten sensibler Ausfälle im Rahmen des Ischiassyndroms ist in allen klinischen Beschreibungen erwähnt, unter anderem bereits bei D. Cotugno (1770). Sogar deren radikuläre Verteilung wurde von einigen Autoren schon verhältnismäßig frühzeitig erkannt (L. Lortat-Jacob 1904; J. Camus 1908; H. Stursberg 1910; I. K. A. Wertheim-Salomonson 1911; J. Déjérine u. M. Régnard 1912; J. A. Sicard 1918). Diese Zuordnung hat sich aber zunächst nicht allgemein durchsetzen können, da die Ansicht vorherrschte, der periphere Nerv oder der Plexus lumbosacralis sei erkrankt. Die Unklarheiten der Lokalisation des Prozesses waren zum Teil Ausdruck einer zunächst unzureichenden Kenntnis von der segmentalen Versorgung der Extremitäten. Ein mit den heutigen Vorstellungen verhältnismäßig gut übereinstimmendes Schema der segmentalen sensiblen Verteilung hat seinerzeit schon J. Déjérine entworfen (s. Abb. 5d). Es wurde allerdings später von den Ergebnissen der Foersterschen Untersuchungen verdrängt, die im Hinblick auf bioptische Kontrollen besonders zuverlässig zu sein schienen. O. Foerster (1929) hatte seine Sensibilitätsschemata nach Durchtrennung benachbarter hinterer Wurzeln gewonnen; sie entsprechen also der von segmentalen Überlappungen befreiten Funktion der verbliebenen Wurzel (Abb. 5e). Der Sensibilitätsausfall bei Zerstörung einzelner Wurzeln ist aber etwas grundsätzlich anderes als deren von benachbarten Wurzeln isolierte Funktion. Entsprechend haben die Untersuchungen bei monoradikulären Schädigungen ein anderes Verteilungsbild der sensiblen segmentalen Ausfälle ergeben.

Nach L. Edinger (1889) hat J. J. Keegan (1944 und 1947), ohne dessen Arbeiten zu kennen, Beobachtungen bei Bandscheibenschädigungen zu einem neuen Verteilungsbild zusammengestellt, das durch den Meinungsaustausch zwischen C. Elze (1957), K. Hansen u. H. Schliack (1957) eine weitere Ergänzung erfahren hat. Hierbei sind auch Abbildungen von segmental angeordneten Zostereruptionen und Naevi verwertet worden. Es mußte ferner berücksichtigt werden, daß bei monoradikulären Ausfällen einigermaßen zuverlässige Grenzziehungen nur durch Prüfung der Schmerzempfindlichkeit zu gewinnen sind, während die Berührungsempfindung wegen stärkerer Überlappung der Segmente bei Zerstörung einer einzelnen Wurzel keine konstanten Ausfälle erkennen läßt. Dem entspricht, daß segmentale Hyperpathien im Krankheitsverlauf häufig früher nachweisbar sind als Hypästhesien und Hypalgesien.

Die verschiedenen sensiblen Segmentschemata sind in der Abb. 5 einander gegenübergestellt.

Auch die besten derartigen Schemata sind notwendig Abstraktionen aus einer Vielzahl von Beobachtungen, entsprechen also einem statistischen Mittel, von dem im Einzelfall Abweichungen möglich sind. Hierfür können anatomische Varianten maßgeblich sein (W. Pallie 1959, J. A. Picaza 1962). Die Zuordnung gegebener klinischer Befunde ist manchmal auch dadurch erschwert, daß die betroffene Wurzel nur partiell geschädigt ist oder mehrere Wurzeln vom Grundleiden ergriffen sind. Damit lassen sich die zum Teil beträchtlichen Diskrepanzen erklären, die L. Davis u. Mitarb. (1952) an einem sehr sorgfältig untersuchten Krankengut von 500 operativ bestätigten Bandscheibenvorfällen gewonnen haben.

Monoradikuläre Ausfälle finden sich bei etwas mehr als der Hälfte aller mit Wurzelbeteiligung einhergehenden Bandscheibenvorfälle. Dabei ist nach den Beobachtungen von J. J. Keegan (1944), von B. Knutson u. G. Wiberg (1958) sowie von K. A. Jochheim, F. Loew u. A. Rütt (1961) die Wurzel S 1 der Zahl nach führend. Die Wurzel L 5 folgt mit etwas weniger als der Hälfte in der Häufigkeitsverteilung. Die Wurzel L 4 ist nur selten allein betroffen. Bei kombinierten Wurzelschäden steht die gleichzeitige Beteiligung von L 5 und S 1 an erster Stelle. Es folgt die Kombination von L 4, L 5 und S 1 und mit geringem Abstand die von L 4 und L 5. Bilaterale Ausfälle mehrerer Wurzeln nach Art des Caudasyndroms stehen mit 2—3 % an letzter Stelle. Der Seltenheit von Vorfällen der oberen lumbalen Bandscheiben entsprechend finden sich nur wenige Berichte über die dabei gefundenen klinischen Syndrome (T. Caraceni u. A. Cechini 1962; C. Romagnoli u. L. Trabucchi 1963).

4. Die motorischen Ausfallserscheinungen.

Im älteren Schrifttum wird überraschenderweise auf motorische Ausfälle nur beiläufig hingewiesen (E. Wexberg 1920 u. a.), obwohl bei etwa einem Fünftel aller Patienten mit Bandscheibenschäden zumindest diskrete Paresen nachweisbar sind (K. A. Jochheim, F. Loew und A. Rütt 1961). In einem Krankengut besonders schwerer Fälle sahen Z. Taneri und W. Umbach 1958 sogar zu 31% Lähmungen. Offenbar sind

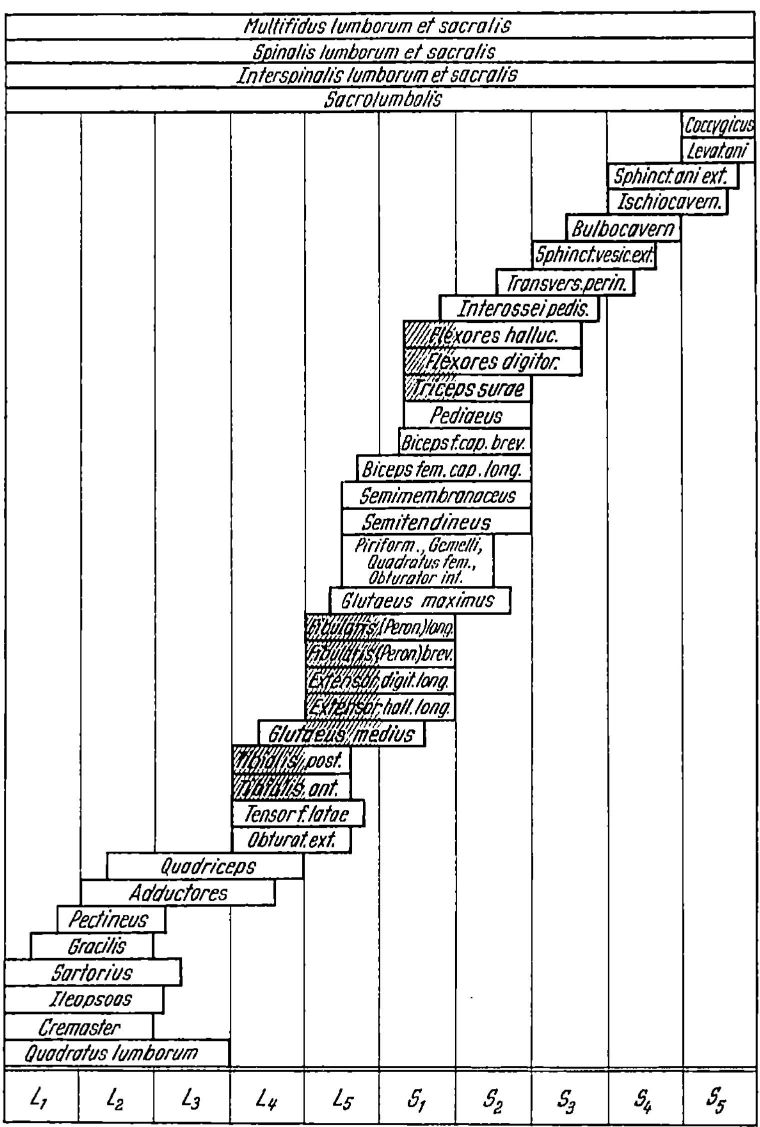

Abb. 6. Schematische Darstellung der segmentalen Muskelinnervation. (Nach F. Hiller.) Die „Kennmuskeln" für Ausfälle der Segmente L₄, L₅ und S₁ sind durch Schraffierung hervorgehoben.

den älteren Autoren im Rahmen des Ischiasleidens leichte Schwächen der Fußmuskulatur ohne besondere funktionelle Bedeutung häufiger entgangen. Bei manifesten Paresen tauchte die Deutung einer zusätzlichen „Neuritis" auf, da das Auftreten motorischer Ausfälle mit der Annahme einer Neuralgie nicht mehr vereinbar schien (E. Wassermann 1919). Motorischen Ausfällen kommt im Rahmen der Syndromanalyse recht erhebliche Bedeutung zu. Sie tragen wesentlich zur exakten Lokalisation der Schädigung bei. Allerdings ist die Zuordnung zur segmentalen Innervation bei motorischen Ausfällen sehr viel schwieriger, weil ein Großteil der Muskeln von verschiedenen Wurzeln gemeinsam beschickt wird, so daß der Aufbau aus Myotomen kaum mehr erkennbar ist. Nur einzelne Muskeln am Unterschenkel und Fuß werden vorwiegend monoradikulär versorgt. Sie sind deshalb von H. SCHLIACK (1955 und 1959) als „Kennmuskeln" bezeichnet worden. Für die Wurzel L 4 ist dies der M. tibialis anterior, für die Wurzel L 5 der M. extensor hallucis longus und vielfach auch der M. fibularis brevis. Der besondere Wert der Kennmuskeln liegt darin, daß sich ihr Funktionsausfall auch durch elektrische Untersuchungsmethoden, vor allem durch die Chronaximetrie (J. MAUER 1957; H. SCHLIACK u. a.) und durch die Elektromyographie (F. MARGUTH 1954; E. KUGELBERG u. J. PETERSEN 1955; F. MARGUTH, H. ORBACH u. K. VETTER 1955; R. A. MENDELSOHN u. A. SOLA 1958; B. KNUTSON 1962; H. E. KAESER 1964 und 1965; H. J. FLAX u. Mitarb. 1964; A. A. MARINACCI 1958 und 1965) genau erfassen läßt. Von praktisch klinischer Bedeutung sind aber auch Paresen biradikulär versorgter Muskeln, bei denen schon der Ausfall einer Wurzel eine faßbare Kraftminderung hervorruft. In diesem Zusammenhang sind für die Wurzel S 1 der M. triceps surae und die Zehenflexoren zu nennen, die bei Caudaläsionen einschließlich S 1 auch vollständig ausfallen. Bei kombiniertem Ausfall der Wurzel L 4 und L 5 können Lähmungssyndrome entstehen, die einer peripheren Peronaeusparese sehr ähnlich sind, sich aber von dieser durch eine gleichzeitige Beteiligung der von L 5 versorgten kleinen Beckenmuskeln mit positivem Trendelenburgschem Phänomen unterscheiden. Die segmentale Muskelinnervation ist schematisch in Abb. 6 dargestellt.

Obwohl der Reflexbogen sowohl vom sensiblen als auch vom motorischen Schenkel her störbar ist, sollen die Reflexabschwächungen und Ausfälle im Zusammenhang mit den motorischen Syndromen beschrieben werden, da sie häufiger bei Beeinträchtigung von motorischen Wurzeln als bei Schädigung rein sensibler Leitungsbahnen aufzutreten pflegen.

Bei einer Läsion der Wurzel S 1 wird eine Abschwächung oder ein vollständiger Ausfall des ASR selten vermißt. Dieses Symptom ist oft noch lange nach Abklingen des akuten Krankheitsbildes als belangloses Residuum nachweisbar.

Ist die Wurzel L 5 isoliert betroffen, so sind Reflexabweichungen bei der üblichen neurologischen Untersuchung nicht zu erwarten. Lediglich der Tibialis posterior-Reflex, auf den F. BRONISCH (1953) besonders hingewiesen hat, ist bei Schädigungen der Wurzel L 5 häufig abgeschwächt oder erloschen. Störungen von L 4 können bereits eine Abschwächung des Patellarsehnenreflexes bewirken, der nur dann vollständig ausfällt, wenn zusätzlich auch L 3 unterbrochen ist.

Eine Neigung zu muskulären Verspannungen, Wadenkrämpfen und Reizerscheinungen einzelner Muskelfasern, von fibrillären Zuckungen bis zu grobem fasciculärem Muskelwogen, wird häufig beobachtet und war bereits den alten Neurologen bekannt (H. OPPENHEIM). Derartige Phänomene sind meist nicht streng auf ein Segment beschränkt. Selbst die Verteilung von Punkten maximaler Druckschmerzhaftigkeit am Bein (Valleixsche Druckpunkte), die fälschlicherweise als Druckempfindlichkeit des Ischiasstammes gedeutet werden, obwohl es sich hier um umschriebene Verspannungen innerhalb der Muskelkette handelt, folgt nicht immer den Myotomen. Man darf deshalb annehmen, daß auch vegetative Störungen an ihrer Entstehung beteiligt sind.

5. Vegetative Störungen.

Vegetative Störungen von ausgeprägtem Krankheitswert sehen wir nur bei Caudasyndromen, bei denen die Blasenentleerung, zunächst im Sinne der Retention, beeinträchtigt ist. Defäkation und Potenz sind meist gleichfalls betroffen. Aussicht auf Rückbildung dieser Störungen besteht nur dann, wenn die Wurzelkompression innerhalb von Stunden operativ beseitigt wird.

Vegetative Reizerscheinungen kommen im Zusammenhang mit lumbalen Bandscheibenschäden seltener vor und sind klinisch weniger belangvoll, als dies bei den vertebralen Cervicalsyndromen der Fall ist. Entsprechend haben sie im älteren Schrifttum nur gelegentlich Berücksichtigung gefunden (Erben). Immerhin konnte O. Stary (1956) unter 190 Patienten mit lumbalem Bandscheibenvorfall 150mal Störungen der Hauttemperatur nachweisen. Auch Änderungen des elektrischen Hautwiderstandes sind beschrieben worden (Š. Figar u. O. Stary 1959). Die Verteilung dieser Symptome folgt in der Regel weder der Ausbreitung peripherer Nerven noch dem radikulären Schema. Die Grenzen sind oft schwer zu fassen, scharfe Übergänge fehlen. Man sieht vollständige oder unvollständige Körperviertelsyndrome oder ein Betroffensein distaler Gliedmaßenabschnitte mit zirkulärer Begrenzung. Gleichen Verteilungsmustern entsprechen die vegetativen Sensibilitätsstörungen. Sie sind im akuten Stadium durch Überempfindlichkeit der entsprechenden Hautbezirke gekennzeichnet, wandeln sich später aber in eine Herabsetzung der Schmerzempfindlichkeit um.

Wenn die feinen Unterschiede zwischen vegetativen und radikulären Sensibilitätsstörungen bei der Untersuchung nicht beachtet werden, können hierdurch diagnostische Irrtümer hinsichtlich der Lokalisation des Prozesses entstehen. So hat beispielsweise H. Stursberg im Jahr 1910 bei offenbar vegetativen Sensibilitätsstörungen bis zur Nabelhöhe eine Beteiligung unterer Thorakalwurzeln unterstellt.

Ausgesprochen selten kommt es im Rahmen der vegetativen Störungen an den unteren Extremitäten zu folgenschweren Entgleisungen mit Thrombophlebitiden (B. J. Sussman u. Mitarb. 1961), trophischen Ödemen, schmerzhaften artikulären Bewegungseinschränkungen und schließlich zu Umbauvorgängen am Knochen nach Art der Sudeckschen Atrophie (K. F. Schlegel 1958). Daß vegetative Innervationsstörungen auch auf die im Zusammenhang mit den motorischen Symptomen besprochenen muskulären Verkrampfungen modulierend einwirken, läßt sich durch Sympathicusblockaden leicht beweisen (Cathelin 1903; Heile 1922; G. Säker 1947 u. a.).

Alle vegetativen Symptome können während des akuten Stadiums der Erkrankung neben radikulären Erscheinungen auftreten, überdauern das Wurzelsyndrom häufig um Wochen bis Monate und erklären manche uncharakteristischen Restbeschwerden wie beispielsweise abnorme Ermüdbarkeit und Schwergefühl der Beine, Wetterfühligkeit und Kälteempfindlichkeit, dumpfe, meist in die Tiefe der Muskulatur projizierte Spontanschmerzen, Crampi- und Durchblutungsstörungen. Auf das Vorkommen von Durchblutungsstörungen haben vor allem F. Reischauer (1949 und 1961) sowie E. A. Schrader (1949) und H. W. Pässler (1958), zum Teil gestützt auf entsprechende angiographische Befunde, hingewiesen. In Einzelfällen vermag eine solche funktionelle Zirkulationsstörung zur Manifestation eines bis dahin noch latenten primären Gefäßleidens beizutragen. Die Gefäßwandschädigung selbst kann aber nicht durch die Bandscheibenerkrankung verursacht werden. Sowohl hier wie bei der Endangitis obliterans und der Arteriosklerose handelt es sich um keineswegs seltene Krankheiten des mittleren und höheren Lebensalters, so daß gewisse Überschneidungen schon nach den Regeln der Wahrscheinlichkeitsrechnung zu erwarten sind. In diesem Zusammenhang sei erwähnt, daß bei manchen arteriographisch gesicherten arteriellen Gefäßverschlüssen Beschwerdebilder entstehen können, die bei flüchtiger Betrachtung zunächst den Verdacht auf eine Wurzelirritation lenken (P. Lundsgaard-Hansen, J. Markwalder u. A. Senn 1958).

VI. Diagnose und Differentialdiagnose.

Keines der beschriebenen Syndrome läßt einen unmittelbaren Schluß auf eine Bandscheibenschädigung zu. Es handelt sich bei den Schmerzsymptomen, Fehlhaltungen und Ausfällen vielmehr grundsätzlich um unspezifische Befunde, die ebenso bei Tumoren und entzündlichen Prozessen der Wirbelsäule vorkommen können. Ähnliche klinische Bilder werden auch bei selbstständigen neurologischen Erkrankungen und als Begleitsymptome internistischer und gynäkologischer Leiden beobachtet (K. Hansen u. A. v. Staa 1938). Der Diagnose einer Bandscheibenerkrankung müssen deshalb in jedem

Fall Untersuchungen und differentialdiagnostische Überlegungen vorangehen, die von dem jeweiligen klinischen Syndrom abhängig sind. Im folgenden werden wir die in Betracht kommenden Untersuchungsmethoden jede für sich besprechen. Es folgt eine Darstellung der Differentialdiagnose, die sich an den vorkommenden klinischen Syndromen orientiert.

1. Besprechung der Untersuchungsmethoden.

a) Vorgeschichte und klinische Befunde.

Wie fast überall in der Medizin kann die Vorgeschichte von größtem diagnostischem Wert sein, wenn sie nicht schematisch vom Anfänger, sondern bereits mit der Blickrichtung auf die Differentialdiagnose von einem erfahrenen Arzt erhoben wird. Der Patient, dem innere Zusammenhänge und typische Verläufe nur ausnahmsweise bekannt sind, wird, wenn nicht gezielt danach gefragt wird, manche flüchtigen und oft schon länger zurückliegenden Symptome vernachlässigen, die gerade bei den Erkrankungen der Bandscheiben wertvolle diagnostische Bausteine sein können. Vor allem sind Angaben über frühere Rückenbeschwerden, neuralgische Schmerzen in den Beinen und Beeinträchtigungen der Miktion wichtig. Eine exakte Schmerzschilderung ermöglicht es nicht selten, die Befunde bei solchen zurückliegenden Schüben zu rekonstruieren und damit einer topischen Zuordnung näher zu kommen.

Außerhalb des engeren Rahmens von Wirbelsäulen- und „Ischias"beschwerden können Hinweise auf vorausgegangene Organerkrankungen, insbesondere der Urogenitalsphäre und der Brustdrüsen, Operationen, Beeinträchtigung des Allgemeinzustandes und Gewichtsabnahme zu Fingerzeigen auf ein andersartiges Grundleiden werden. Schließlich können auch Angaben über lebenssituative Schwierigkeiten Einfluß auf die Bewertung der Beschwerdeschilderung gewinnen.

Die Untersuchung sollte sich nicht nur auf Wirbelsäule und untere Extremitäten erstrecken. Unerläßlich sind in jedem Fall eine orientierende Untersuchungen der inneren Organe einschließlich Blutbild, Senkung und Luesreaktionen, eine vollständige neurologische Untersuchung und eine eingehende Funktionsanalyse der Wirbelsäule. Verdachtsmomenten auf eine Allgemeinkrankheit muß unbedingt nachgegangen werden.

b) Röntgenuntersuchungen.

Übersichtsaufnahmen der Wirbelsäule.

Sie sind in jedem Fall erforderlich. Sie dienen in erster Linie dazu, entzündliche, neoplastische sowie anlagebedingte und degenerative anderweitige Wirbelveränderungen auszuschließen. Es ist keineswegs selten, daß eine beginnende Wirbeltuberkulose oder die Wirbelmetastase eines Prostatacarcinoms über Monate als Bandscheibenschaden verkannt wird, nur weil die immer notwendigen Röntgenaufnahmen nicht angefertigt wurden. Allerdings schützt auch ausreichende Sorgfalt hier nicht immer vor Fehldiagnosen, weil in der Regel Veränderungen des Skeletsystems erst bei einer bestimmten Ausdehnung, also nach einer gewissen Latenz, röntgenologisch erfaßbar sind. In Verdachtsfällen können Schichtaufnahmen von Nutzen sein.

Der Wert der Röntgenübersichtsaufnahmen für den positiven Nachweis einer Bandscheibenerkrankung ist in den letzten Jahren Gegenstand sorgfältiger Untersuchungen gewesen. Zunächst ist festzustellen, daß bei etwa der Hälfte aller Fälle keine krankhaften Befunde zu erheben sind. Die mitgeteilten Zahlen streuen zwischen 60 und 30 % normaler Befunde (H. KRAYENBÜHL 1942, F. REISCHAUER 1949, J. KRISCHECK 1955, TH. JOISTEN 1960 u.v.a.), wobei sich gewisse Unterschiede aus verschiedenartiger Zusammensetzung des Krankengutes erklären lassen. Hier spielen Faktoren wie Lebensalter des Patienten, unterschiedliche Beteiligung einzelner Berufsgruppen und auch die Verteilung der verschiedenen Krankheitsstadien auf die medizinischen Spezialgebiete zweifellos eine Rolle.

Unter den pathologischen Veränderungen nimmt die Bandscheibenverschmälerung die führende Rolle ein. Sie wird bei etwa einem Drittel der Fälle mit ausschließlichem Lumbagosyndrom und bei etwa der Hälfte der Fälle mit Wurzelreiz- und Ausfallserscheinungen angetroffen. Die Häufigkeit lokaler Spondylosen ist mit etwa einem Viertel und die allgemeiner Spondylosen mit etwa einem Drittel bei den genannten klinischen Bildern zu erwarten. Bei etwas mehr als 10% finden sich auch Schmorlsche Knötchen (Th. Joisten 1960). Diese Häufigkeitszahlen können nicht einfach addiert werden, da sich bei ein und demselben Patienten mitunter mehrere dieser Veränderungen gleichzeitig finden.

Schmorlsche Knötchen stellen, abgesehen von der Scheuermannschen Erkrankung, in der Regel einen belanglosen Nebenbefund dar. Selbst Bandscheibenverschmälerungen und lokale Spondylosen werden gar nicht selten rein zufällig und ohne klinische Erscheinungen gesehen und stellen dann nach einer Formulierung F. Reischauers (1957/1958) nur das „Denkmal" eines abgeklungenen Prozesses dar. Andererseits schließt ein normales Übersichtsbild ein akutes Lumbago- oder Wurzelkompressionssyndrom nicht aus.

Ergänzt man die Röntgenuntersuchung nach den Anregungen von F. Knutsson (1942) durch Bewegungsaufnahmen, so ergibt sich eine bessere Übereinstimmung zwischen Klinik und Röntgenbefund. L. Hagelstamm (1949) konnte auf diese Weise bei drei Viertel seines Krankengutes pathologische Veränderungen, vorwiegend nach Art der Dorsaldislokation nachweisen. Ähnlich liegen die von W. Leger (1956), H. H. Weber (1957), J. Wellauer (1959) sowie von E. Zeitler u. H. Dietz (1965) mitgeteilten Ergebnisse. Da derartige Befunde Ausdruck von Funktionsstörungen sind, werden dabei nur selten klinische Erscheinungen vermißt. Sie können nicht nur der Ausbildung von Bandscheibenverschmälerungen und Spondylosen vorangehen, sondern zeigen bei schon ausgeprägten derartigen Veränderungen an, daß trotzdem noch keine ausreichende Stabilisierung eingetreten ist.

Die funktionelle Röntgendiagnostik ist durch die in letzter Zeit entwickelte *Elastodiscographie* erweitert worden (A. Masturzo u. Mitarb. 1962). Die Methode besteht darin, daß Aufnahmen unter Kompression und Distraktion der Wirbelsäule angefertigt werden. Erkrankte Bandscheiben zeigen dabei eine planimetrisch faßbare Flächenänderung.

Myelographie.

Obwohl heute in den meisten Kliniken nur noch unter strenger Indikation angewandt, ist die Kontrastdarstellung des lumbalen Liquorraumes im ersten Jahrzehnt nach dem zweiten Weltkrieg manchenorts außerordentlich häufig ausgeführt worden. Anhand der Schrifttumsberichte über insgesamt weit mehr als 1000 Myelogramme (R. K. Arbuckle, Ch. Sheddon und R. H. Pudenz 1945; Alajouanine u. Thurel 1947; F. K. Fischer 1949; J. Raaf u. G. Berglund 1949; K. S. Alfred 1951; S. Friberg u. L. Hult 1951; L. T. Ford, R. H. Ramsey, E. P. Holt u. J. A. Key 1952; P. Gloor, E. Woringer, I. Schneider u. G. Brogly 1952; L. Herlin 1953; S. A. Leaders u. M. J. Russel 1953; K. Panter 1953; J. Krischeck 1955; K. Reinhardt u. K. Panter 1955; H. G. Decker u. S. W. Shapiro 1957; M. S. del Buono 1957; H. H. Weber 1957; B. Knutsson u. G. Wiberg 1958; H. Krayenbühl u. Mitarb., P. R. M. J. Hanraets 1959; C. Hirsch u. A. Nachemson 1963 u.a.) kann die Leistungsfähigkeit etwa wie folgt umrissen werden:

Die besten Ergebnisse sind mit wäßrigen Kontrastmitteln zu erwarten. 60—90% der Befunde konnten operativ bestätigt werden. Zu etwa 5% ergab sich, daß die myelographisch festgestellte Lokalisation nicht mit dem operativ gefundenen Sitz des Prolapses übereinstimmt. Die Angaben über nicht bestätigte positive myelographische Befunde schwanken zwischen 2 und 13%. Am wenigsten beweisend waren negative myelographische Befunde, vor allem wenn das klinische Bild für einen Prolaps sprach. Dann sind bei etwa drei Viertel dieser Fälle operativ doch Bandscheibenvorfälle gefunden worden, wobei es bei lumbosacralem und lateralem Sitz besonders häufig vorkam, daß Vorfälle sich dem myelographischen Nachweis entzogen. Die Trefferhäufigkeit sowohl bei

Verwendung der Luftmyelographie wie auch von Pantopaque oder Lipiodol lag etwas unter derjenigen der wasserlöslichen Kontrastmittel, die man deshalb zur Darstellung des Lumbalsackes bevorzugen sollte.

Zur *Durchführung der Myelographie* stehen zwar neben wasserlöslichen Kontrastmitteln wie Abrodil und Kontrast U. Lundbeck auch ölige Präparate wie beispielsweise Pantopaque oder Jodipin zur Verfügung; außerdem kann man als negatives Kontrastmittel Luft verwenden; doch erhält man die zuverlässigsten Bilder zweifellos mit den oben genannten wasserlöslichen Jodverbindungen, die auch in den meisten Fällen gut vertragen werden, wenn man sie nur zur Darstellung des Caudabereiches anwendet und mit einer Lumbalanaesthesie kombiniert. Zusammenfassende Darstellungen von Technik, Gefahren (Kreislaufkollaps, epileptische Anfälle, meningiale Reizerscheinungen) und Ergebnissen finden sich bei K. LINDBLOM (1947), G. WEBER (1950), S. ARNELL (1951), E. LINDGREN (1954), K. REINHARDT u. K. PANTER (1955), M. S. DEL BUONO (1957) u. a.

Peridurographie.

Die von F. SCHEIFFARTH u. A. BULITTA (1951), T. TIWISINA (1951), F. JAEGER (1951), H. JUNGE (1952) u. a. empfohlene Kontrastmitteldarstellung des Periduralraumes (Peridurographie) weist gegenüber der Myelographie eine Reihe von Nachteilen auf. Die diagnostischen Fehlermöglichkeiten liegen zweifellos höher, da es sich bei dem Periduralraum nicht um einen Hohlraum handelt, in dem sich das Kontrastmittel frei bewegen kann. Er ist mit lockerem Gewebe und Gefäßen gefüllt. Kontrastmittelaussparungen müssen deshalb nicht unbedingt einem pathologischem Prozeß entsprechen (F. LOEW 1949). Zu der geringeren diagnostischen Leistungsfähigkeit dieser Methode tritt ein höheres Risiko. So sind Knochenbrüche infolge medullärer Reizerscheinungen mit ausgedehnten Muskelkrämpfen beschrieben worden (F. JAEGER 1951, H. JUNGE 1952). Eine solche Komplikation tritt auf, wenn versehentlich das meist verwendete Perabrodil in den Liquorraum injiziert wird.

Nucleographie.

Die Versuche, unabhängig von der Differentialdiagnose den positiven Nachweis einer Bandscheibendegeneration durch Kontrastmittelinjektionen in die Zwischenwirbelscheibe (Nucleographie) zu führen, haben unsere Kenntnisse über den Ablauf derartiger Veränderungen bereichert (K. LINDBLOM 1950 und 1951; A. N. WITT 1950; P. R. ERLACHER 1951; M. J. COSTAL u. J. A. SEGGIARO 1955; A. GRASSBERGER u. R. SEYSS 1955; J. S. COLLIS u. W. J. GARDNER 1962; W. P. BUTT 1963; S. B. FEINBERG 1964; H. W. SUNG u. Mitarb. 1964). Leider eignet sich die Methode nicht für die allgemeine klinische Arbeit, zumal Zwischenfälle beschrieben wurden und die möglichen schädigenden Auswirkungen auf die dargestellte Bandscheibe noch nicht hinreichend zu übersehen sind (S. DE SÈZE u. J. LEVERNIEUX 1948, 1950, 1951, 1952; E. LINDGREN 1954).

Sonstige Röntgenkontrastmitteluntersuchungen.

Sowohl die lumbale *Radiculographie* (monographische Darstellung von J. ECOIFFIER 1960) als auch die spinale Phlebographie (L. A. FINNEY u. Mitarb. 1964; K. GIERKE 1964; V. KVIČALA 1964) vermögen zwar in Einzelfällen Hinweise auf das Vorliegen von Bandscheibenvorfällen zu geben, scheinen aber von den Ergebnissen wie von den damit verbundenen methodischen Schwierigkeiten her für die Routineanwendung bisher nicht geeignet.

c) Liquoruntersuchung.

Die Indikation zur Liquoruntersuchung wird im Zusammenhang mit der Besprechung der Differentialdiagnose abgehandelt werden. Wir verweisen auf S. 188—192.

Regelmäßig sollte die Liquorentnahme auch den Queckenstedtschen Versuch einschließen, damit selbst bei normalen Zell- und Eiweißwerten Passagebehinderungen erfaßt werden können. Die Liquoruntersuchungen erstrecken sich auf die Zellzählung, die quantitative Bestimmung der Liquoreiweißkörper sowie auf die Bestimmung zumindest einer der Kolloidkurven und auf die Wassermannsche Komplementbindungsreaktion. Sie dienen vorwiegend dem Ausschluß von Tumoren des Spinalkanals und von entzündlichen Erkrankungen, die in ihrer Symptomatologie den Bandscheibenprozessen ähneln können. Über die Ergebnisse der Liquoruntersuchung beim typischen Ischiassyndrom finden sich schon im älteren Schrifttum zahlreiche Mitteilungen. Damals wurden zwar aus diesen Befunden vielfach Schlüsse auf die Genese der „Neuritis" lumbosacralis im Sinne einer allergischen Entzündung gezogen, doch kann wohl kein Zweifel daran bestehen, daß es sich in der Mehrzahl der Fälle um die gleichen Krankheitsbilder gehandelt hatte, die heute mit Recht als Folgen lumbaler Bandscheibenschädigungen aufgefaßt werden.

F. K. Walter (1910) und Queckenstedt (1917) hatten schon bei einem großen Prozentsatz ihrer Fälle geringe Eiweißvermehrungen gefunden. Später wurden diese Befunde von H. Pette u. P. E. Becker (1938), H. Cordel (1939), J. Lindschau (1941) und vielen anderen mehrfach bestätigt. Zellvermehrungen sind nur gelegentlich, zuerst von H. Demme (1935) beobachtet worden. Auch E. Busch u. Mitarb. (1949) haben bei operativ bestätigten Bandscheibenvorfällen zu 4 % (12 Fälle) leichte Zellvermehrungen bis maximal 31/3 Zellen gefunden. Davon hatten zwei Fälle bioptisch gesicherte entzündliche Reaktionen innerhalb des Spinalkanals geboten. Bei den restlichen Fällen, bei denen eine spezielle Ursache der Pleocytose nicht aufgedeckt werden konnte, bleibt natürlich die Möglichkeit einer unerkannt gebliebenen anderweitigen Krankheit als Ursache der Zellvermehrung offen. Jedenfalls schließt der Befund einer Pleocytose eine mechanische Kompression nicht aus.

Im jüngeren Schrifttum, das sich mit den Liquorbefunden bei bestätigten Bandscheibenvorfällen befaßt, werden Veränderungen der Eiweißwerte ebenfalls hinreichend beachtet. Im einzelnen ergeben sich zwar gewisse Differenzen der mitgeteilten Befunde, doch erklären sich diese zwanglos durch Unterschiede in der Zusammensetzung des jeweiligen Krankengutes, wobei es für das Vorkommen von Liquorveränderungen weniger von Belang zu sein scheint, welches klinische Syndrom — Lumbago, Wurzelreiz- oder Ausfallserscheinungen — vorliegt als vielmehr, ob es sich um einen medialen oder lateral gelegenen Vorfall handelt. K. S. Alfred (1951) fand bei einem Drittel seiner Fälle normale Verhältnisse und bei zwei Drittel leichte bis mäßige Eiweißvermehrungen mit einem Maximalwert von 162 mg-%. H. Krayenbühl und M. Klingler (1949) sahen bei 175 von 207 Fällen (84%) normale Liquorverhältnisse. 22 Fälle wiesen Gesamteiweißwerte zwischen 35 und 50 mg-% und 9 zwischen 50 und 100 mg-% auf. Nur ein Fall mit Massenprolaps hatte einen Sperrliquor von mehr als 100 mg-%. In einer späteren Arbeit aus der Klinik Krayenbühls (E. Zander u. F. Brussatis 1952) werden die Liquorbefunde bei Vorfällen der dritten Lendenbandscheibe näher analysiert. Es ergab sich, daß alle medialen Vorfälle mit einer Eiweißerhöhung einhergingen — die meisten Prolapse dieser Höhe liegen medial — ,während die lateralen normale Liquorbefunde boten. M. A. Falconer (1947) beschrieb, im wesentlichen übereinstimmend mit H. Krayenbühl u. Mitarb., bei 74% der Patienten mit lumbalem Bandscheibenvorfall normale Liquorverhältnisse, bei 23% leichte und bei 3% erhebliche Eiweißvermehrungen. Ähnliches gibt auch F. Jaeger (1959) an. A. Bidniak (1961) konnte darlegen, daß sich das Maximum der Veränderungen in unmittelbarer Nähe des Prolapses findet.

In der Regel wird man bei einer Erhöhung der Eiweißwerte auch einen mehr oder weniger deutlichen Ausfall in der Mastixkurve erwarten dürfen (J. Lindschau 1941). Für die Abgrenzung gegenüber ähnlichen Veränderungen der Kolloidkurve bei den Entmarkungskrankheiten ist wichtig, daß der cisternal entnommene Liquor bei Bandscheibenschäden keine oder allenfalls sehr geringfügige Veränderungen aufweist.

Die Liquoruntersuchung vermag also, ähnlich wie die Röntgenuntersuchung der Lendenwirbelsäule, nur wenig zum positiven Nachweis des Bandscheibenvorfalles beizutragen. Sie dient im wesentlichen dem Ausschluß anderer Ursachen des klinischen

Syndroms, etwa der entzündlichen Prozesse (Zoster, Lues) oder der Tumoren. Dabei sollte man sich immer bewußt bleiben, daß die Reaktionen des Liquorraumes unspezifisch sind, so daß die Deutung des Liquorbefundes nur im Rahmen des klinischen Gesamtbildes möglich ist. Er läßt auch keine Aussagen über die Aktualität, Behandlungsbedürftigkeit oder Prognose des Krankheitsprozesses zu.

d) Elektrische Reizstromuntersuchungen und Ableitungen der Muskelpotentiale (Elektromyographie).

Diese Methoden können gelegentlich von diagnostischem Wert sein, dann beispielsweise, wenn es gilt, psychogene Lähmungen von motorischen Wurzelausfällen abzugrenzen. Auch für die Beurteilung der Prognose bereits entstandener Lähmungen empfiehlt es sich, in regelmäßigen Abständen zumindest die einfache faradische und galvanische Untersuchung, besser noch die Chronaximetrie, durchzuführen (E. WEXBERG 1920; A. STAMMLER 1952; F. MARGUTH 1954; E. KUGELBERG u. J. PETERSEN 1955; F. MARGUTH, H. ORBACH u. K. VETTER 1955; J. MAUER 1957; H. SCHLIACK 1957; A. A. MARINACCI 1958; R. A. MENDELSOHN u. A. SOLA 1958; H. E. KAESER 1964 und 1965; H. J. FLAX u. Mitarb. 1964; A. A. MARINACCI 1958 und 1965). Die elektromyographischen Untersuchungen haben vor allem dazu beigetragen, die Kenntnisse über die segmentale Versorgung der Muskulatur zu vertiefen. Für die Routineuntersuchung haben sie sich, schon wegen des technischen Aufwandes, bisher noch nicht allgemein durchsetzen können.

2. Differentialdiagnose.

a) Beim Wirbelsäulenlokalsyndrom (Lumbago).

Schon die *Anamnese* läßt meist das charakteristische rezidivierende, hexenschußartige Auftreten der Beschwerden mit zwischenzeitlich voller Wiederherstellung erkennen. Auch über eine Abhängigkeit von der Haltung und jeweiligen Belastung, etwa beim Heben aus gebückter Stellung, Aufrichten aus dem Liegen und dergleichen, wird fast regelmäßig berichtet. Derartige Abhängigkeiten pflegen zu fehlen oder sind sehr viel weniger ausgeprägt, wenn Rückenbeschwerden nicht Folge einer Bandscheibenerkrankung, sondern Ausdruck statischer Überlastung oder reflektorischer Muskelverspannungen bei gynäkologischen und internen Organerkrankungen oder bei neurologischen Systemerkrankungen sind. Oft bietet die Vorgeschichte auch direkte Hinweise auf eine dieser anderen Ursachen.

Die im Rahmen der Osteochondrose zu erhebenden typischen *Wirbelsäulenbefunde* mit lokalisierten muskulären Verspannungen, Fehlhaltungen im Sinne der Streckstellung, Kyphose, Hyperlordosierung oder Skoliose sind bei der Syndromanalyse der Lumbago schon dargestellt worden. Handelt es sich um Rückenbeschwerden, deren Ursache extravertebral gelegen ist, so sind die eben erwähnten Befunde sehr viel schwächer ausgeprägt oder fehlen ganz. Gewinnt man bei der Beobachtung des Patienten während des An- und Ausziehens und der eigentlichen Untersuchung den Eindruck, daß Beschwerdeschilderung und Befund nicht übereinstimmen, so wird man auch die Möglichkeit der psychogenen Ausgestaltung oder gar der Simulation in den Kreis der Überlegungen einbeziehen müssen. Diesen Gesichtspunkt hat schon L. MINOR (1898) genannt. Hinweise auf eine mögliche andersartige Grundkrankheit können ferner aus der *allgemeinen körperlichen Untersuchung* gewonnen werden, insbesondere wenn der Allgemeinzustand schlecht ist und Veränderungen von Blutbild, Blutkörperchensenkungsgeschwindigkeit oder Körpertemperatur bestehen. In diesem Zusammenhang sei besonders darauf hingewiesen, daß maligne Tumoren des Retroperitonealraumes und Beckens lumbagoähnliche sowie radikuläre Reiz- und Ausfallssyndrome hervorrufen können (N. WETZEL u. Mitarb. 1963). Abweichungen im *neurologischen Befund* lenken den Verdacht auf allgemeine Erkrankungen des Nervensystems oder zumindest auf eine Beteiligung der Nervenwurzeln und sind Anlaß zu weiteren gezielten diagnostischen Maßnahmen.

Die Differentialdiagnose der Wirbelsäulenkrankheiten im engeren Sinne erfordert *Röntgenaufnahmen von Lendenwirbelsäule und Kreuzbein in zwei Ebenen.* Darüber hinausgehende spezielle Röntgenuntersuchungen sind erst notwendig, wenn entweder die Übersichtsaufnahmen einen Befund ergeben haben, der weiterer Klärung bedarf, oder wenn Vorgeschichte und nachfolgende Krankheitsentwicklung einen für eine Bandscheibenerkrankung ungewöhnlichen Verlauf erkennen lassen.

Im einzelnen können folgende Wirbelsäulenkrankheiten in der klinischen Symptomatik den Bandscheibenprozessen ähneln:

1. Entzündliche Wirbelkrankheiten. Hier führt der Häufigkeit nach die Spondylitis tuberculosa. Es folgen unspezifische Oesteomyelitiden durch verschiedene Eitererreger, gelegentlich auch nach Typhus, Paratyphus, Morbus Bang (DE VALLAFANE LASTRA u. J. F. GRIGGS 1957; L. LAPEYRE u. Mitarb. 1964) und bei Aktinomykose. Auch an sich weniger lokalisierte Erkrankungen wie der Morbus Bechterew und die Lymphogranulomatose können gelegentlich mit umschriebenen, lumbago-ähnlichen Symptomen einhergehen.

2. Wirbeltumoren. Weitaus am häufigsten begegnen wir in der Lumbosacralregion Wirbelmetastasen, zumeist Absiedlungen von Prostata-, Bronchial- und Mammacarcinomen. Primäre benigne und maligne Tumoren der Wirbelkörper und Bögen sind dagegen Raritäten.

3. Anlagebedingte und degenerative anderweitige Veränderungen der Wirbelsäule. Hierzu gehören unter anderem unvollständiger Bogenschluß, Übergangswirbelbildungen, Fehlstellung der Wirbelbogengelenke, Spondylolisthesis, Formvarianten des Spinalkanals, wie beispielsweise die von H. VERBIEST 1951 beschriebene Verengung des knöchernen Lumbalkanals (s. auch J. C. GATHIER 1959 sowie B. S. EPSTEIN u. Mitarb. 1964), umschriebene Verkalkungen der kleinen Gelenke (P. A. RIEMENSCHNEIDER u. A. ECKER 1952), allgemeine Spondylosis deformans, die heute selten gewordenen tabischen Wirbelveränderungen, die vor allem im Rückbildungsalter zu beobachtenden Osteoporosen sowie perineurale Cysten im Lumbosacralbereich (K. H. ABBOTT u. Mitarb. 1957).

4. Geschwülste und andere Erkrankungen des Wirbelkanals. Die vom Rückenmark, seinen Hüllen und Wurzeln ausgehenden Tumoren kommen nur ausnahmsweise als Ursache eines isolierten Wirbelsäulenlokalsyndroms in Betracht, da sie in der Regel mit neurologischen Ausfällen einhergehen. Nur sehr selten sind bei Ependymomen und Spongioblastomen der Cauda und bei Neurinomen über längere Zeit ausschließlich lokale Rückenbeschwerden, allerdings nach Art eines Dauerschmerzes, beobachtet worden. Manche dieser Fälle sind schon aus dem Übersichtsbild zu diagnostizieren, wenn eine Verbreiterung des Bogenwurzelabstandes auf den raumbeengenden Prozeß im Spinalkanal oder eine Erweiterung eines Zwischenwirbelloches auf das hier liegende Neurinom hinweisen.

Die seltenen epiduralen Abscesse sind meist schon durch die Schwere des klinischen Krankenbildes mit Temperatursteigerung, ausgedehnter Steifhaltung der ganzen Wirbelsäule und ungewöhnlich intensiven und ausgebreiteten Schmerzen zu erkennen. Beim tuberkulösen epiduralen Absceß können die Wirbelsäulensymptome zunächst weniger ausgeprägt sein (H. G. DECKER u. S. W. SHAPIRO 1959).

Ein weiteres wichtiges differentialdiagnostisches Kennzeichen ist der *Verlauf.* Typische Lumbagobeschwerden klingen meist innerhalb weniger Tage spontan oder auf Bettruhebehandlung und Analgeticagaben ab. Dauert das Syndrom länger als 2 Wochen an, so empfiehlt es sich, den positiven Nachweis der vermuteten Bandscheibenlockerung mit Hilfe von *Bewegungsaufnahmen* zu führen. Gelingt dieser Nachweis nicht oder bleibt das Beschwerdebild trotz fachgerechter orthopädischer Therapie unbeeinflußt, so sollte zunächst die *Liquoruntersuchung* weitere diagnostische Maßnahmen einleiten. Pathologische Liquorbefunde mit höheren Eiweißwerten, eine Passagebehinderung im Queckenstedtschen Versuch, übrigens auch Veränderungen im Röntgenübersichtsbild, die an die Möglichkeit eines intraspinalen raumbeengenden Prozesses denken lassen müssen, rechtfertigen dann die Durchführung einer *Myelographie.* Ausnahmsweise kann die Indikation dazu auch dann bejaht werden, wenn bei hartnäckigen Lokalsyndromen nach Ausschöpfen der konservativen Behandlungsmaßnahmen eine operative Revision oder eine Spanversteifung ernsthaft erwogen werden. Auf diese Weise lassen sich raumfordernde Prozesse, die caudal vom lumbosacralen Übergang gelegen sind, unter anderem auch die meist wohl kongenitalen Cysten des Lumbal- und Sacralbereiches, sichtbar machen und einer entsprechenden gezielten Therapie zuführen (H. VERBIEST 1953; K. H. ABBOTT, R. H. RETTER, W. H. LEIMBACH 1957; H. W. PIA 1959; E. WROŃSKA 1962; weitere Literatur über diese Cysten siehe bei K. H. ABBOTT u. Mitarb.).

b) Bei mono- und oligoradikulären Reiz- und Ausfallssyndromen.

Zum akuten Krankheitsbild gehört — zumindest in seiner typischen Ausprägung — das im vorigen Kapitel eingehend dargestellte Wirbelsäulenlokalsyndrom. Dabei können anamnestisch erfaßbare „Hexenschüsse" ein wertvoller Baustein für die Diagnose des Bandscheibenvorfalles sein, wenngleich derartige Angaben keineswegs in jedem Fall zu erhalten sind. Unter den radikulären Symptomen spielt der Schmerz die führende Rolle. Das Auftreten radikulärer Ausfälle ohne vorangegangene oder gleichzeitige Wurzelschmerzen muß von vornherein den Verdacht auf andere Ursachen lenken. In der Regel ist der Schmerz abhängig von Haltungsveränderungen der Wirbelsäule. Das Verteilungsbild der Schmerzausstrahlung (s. S. 178) ist ein wichtiges Indiz für die Höhenlokalisation des Prozesses. Schon die erste Beschwerdeschilderung der Patienten kann darüber hinaus auf umschriebene Paresen der Bein- und Fußmuskulatur hindeuten und segmental begrenzte Sensibilitätsstörungen erkennen lassen. Die Frage nach der Blasen- und Mastdarmfunktion sollte bei derartigen Krankheitsbildern niemals versäumt werden.

Am Beginn der diagnostischen Maßnahmen stehen die gleichen allgemein orientierenden Methoden, wie sie im Abschnitt über die Differentialdiagnose beim Lumbagosyndrom eingehend dargestellt wurden. Es sind dies die *ausführliche Anamnese* und die *Untersuchung der inneren Organe* einschließlich Blutbild, Senkung und Urinbefund. Auch die *Wirbelsäule* muß mit der gleichen Sorgfalt berücksichtigt werden, wie dies bei dem ausschließlichen Lokalsyndrom gefordert wurde. Es folgt die *neurologische Untersuchung*, die sich nicht nur auf die unteren Extremitäten beschränken sollte. Finden sich motorische Ausfälle und ist deren Zuordnung zu einer Schädigung des peripheren Neurons durch das Fehlen entsprechender Atrophien oder charakteristischer Reflexausfälle zweifelhaft, so ist auch eine *elektrische Untersuchung unerläßlich*. Werden die radikulären Schmerzen, die sensiblen und die motorischen Ausfälle sowie das Wirbelsäulenlokalsyndrom gemeinsam gewürdigt, so ergibt sich zumindest eine ungefähre topische Zuordnung, an die sich die *Röntgenuntersuchung* des entsprechenden Wirbelsäulenabschnittes anschließt.

Meist wird es sich um die untere Lendenwirbelsäule und den 1. Kreuzwirbel handeln, da über 90% aller auch operativ bestätigter Bandscheibenvorfälle von der 4. und 5. Lendenbandscheibe ausgehen (W. E. DANDY 1943; F. K. BRADFORD u. R. G. SPURLING 1950; L. UNANDER-SCHARIN 1950; A. P. AITKEN 1952 und viele andere). Hier sei bemerkt, daß man im allgemeinen die Zwischenwirbelscheiben nach dem darüberliegenden Wirbelkörper benennt. Über die Häufigkeitsverteilung auf die beiden benachbarten Zwischenräume gehen die mitgeteilten Erfahrungen auseinander. Da, wie F. K. BRADFORD u. R. G. SPURLING es zeigten, sich die Zahlenverhältnisse mit der Zunahme des Beobachtungsmaterials zugunsten der Annahme einer größeren Häufigkeit von Vorfällen der 5. Lendenbandscheibe verschoben haben, scheinen anfangs methodische bzw. operativ-technische Schwierigkeiten für die angegebenen Relationen mit verantwortlich gewesen zu sein. Nach neueren Statistiken überwiegt die lumbosacrale Bandscheibe im Verhältnis 3:2 (P. KNUTSSON u. G. WIBERG 1958). Ob der bei der Operation gefundene Bandscheibenvorfall die in gleicher Höhe abgehende Wurzel, die nächsttiefere oder beide Wurzeln beeinträchtigt, hängt von der Lokalisation des Vorfalles innerhalb des Spinalkanals ab. Entsprechend kann die neurologische Symptomatik bei gleicher Höhe des Vorfalles unterschiedlich sein. Weit lateral gelegene Protrusionen und Prolapse pflegen im allgemeinen die in diesem Zwischenwirbelloch austretende Wurzel zu treffen, also beispielsweise in Höhe der 4. Lendenbandscheibe die Wurzel L 4. Liegt der Vorfall weiter medial, so kann die nächsttiefere Wurzel zusätzlich oder sogar allein geschädigt sein (s. Abb. 4). Daraus erklärt sich eine gewisse Unsicherheit der neurologischen Höhendiagnose, die noch dadurch vergrößert wird, daß mitunter Bandscheibenvorfälle in mehreren Höhen gleichzeitig vorhanden sind. Es stimmt gut damit überein, daß J. GUILLAUME u. P. JANNY (1953) unter mehr als 1000 operativ bestätigten Fällen nur bei 63% eine Konkordanz zwischen der Höhe des radikulären Ausfalls und der Lokalisation des Prozesses gefunden hatten, während bei 31% der nächsthöher oder -tiefer gelegene Intervertebralraum revidiert und bei 6% sogar zusätzlich zwei weitere Zwischenwirbelräume freigelegt werden mußten, um die Ursache der Wurzelkompression zu finden.

Abweichend von den Verhältnissen im Bereich der Halswirbelsäule werden im Lumbalbereich Wurzelsymptome nur ausnahmsweise ausschließlich durch spondylotische Veränderungen hervorgerufen (P. TENG u. Mitarb. 1963).

Die *Indikation zur Liquoruntersuchung* ist bei radikulären Reiz- und Ausfallserscheinungen wesentlich häufiger gegeben als bei dem im vorigen Kapitel besprochenen Lokalsyndrom, bei dem vorwiegend die Therapieresistenz die Kontrolle des Liquorbefundes veranlaßte. Dieser Gesichtspunkt spielt bei den radikulären Prozessen nur eine untergeordnete Rolle. Hier ergeben sich die Indikationen entweder aus der Anamnese oder aus dem Befund. Sind die Ausfälle ohne vorangegangene Schmerzen entstanden und fehlen dabei frühere Schübe von Lumbago und Ischias, werden ferner eindeutige Wirbelsäulensymptome vermißt oder sind mehr als zwei Wurzeln am Syndrom beteiligt, so ist die Liquoruntersuchung notwendig, weil unter anderem ein spinaler Tumor ein dem Bandscheibenvorfall ähnliches klinisches Bild hervorrufen kann (J. G. Love u. M. H. Rivers 1962). Eine weitere Anzeige kann sich aus den Röntgenbefunden ergeben, dann nämlich, wenn Verdachtsmomente für einen raumfordernden spinalen Prozeß auftauchen.

Die *Indikation zur Myelographie* wird nicht einheitlich gestellt. Während manche Autoren zumindest vor operativen Eingriffen eine myelographische Bestätigung ihrer klinischen Diagnose für erforderlich halten, stützen sich andere wie beispielsweise W. E. Dandy (1941) lieber auf eindeutige klinisch-neurologische Befunde und beschränken die Anwendung dieser diagnostischen Hilfsmethode auf ätiologisch unklare Fälle. Es ist übrigens bezeichnend, daß selbst diejenigen Autoren, die grundsätzlich jeden Patienten mit Verdacht auf Bandscheibenvorfall, bevor sie ihn operieren, myelographisch untersuchen, dem klinischen Bild den Vorrang gegeben und auch dann operiert haben, wenn das Myelogramm keine Normabweichungen bot. Die zuverlässige Bestätigung eines Bandscheibenvorfalles und seiner Höhenlokalisation ist auch mit Hilfe der Myelographie nicht immer möglich. Weit lateral gelegene Protrusionen und Prolapse entziehen sich nicht selten der Darstellung. Dies gilt übrigens auch für lateral gelegene Neurinome, wie P. Kissel u. Mitarb. (1949) zeigen konnten. Umgekehrt kann nicht jeder nachgewiesene Vorfall für die Ausprägung des klinischen Bildes verantwortlich gemacht werden. Schließlich muß die Möglichkeit in Betracht gezogen werden, daß andersartige Prozesse einen dem Bandscheibenprolaps ähnlichen myelographischen Befund liefern (S. A. Leaders u. M. J. Rassel 1953; H. Berris 1954; H. Kuhlendahl 1956 u. a.). Wie an Hand der Schrifttumsübersicht auf S. 184 unschwer erkennbar ist, erscheint der diagnostische Wert der Myelographie bei ätiologisch klaren Fällen und, wenn nur die Wurzeln L 4, L 5 oder S 1 betroffen sind, nicht so beträchtlich, daß die Anwendung dieser nicht ganz harmlosen Untersuchungsmethode gerechtfertigt wäre. Man sollte sie auf Fälle beschränken, die in ätiologischer oder lokalisatorischer Hinsicht unklar sind.

c) Bei polyradikulären Syndromen.

Die in den klassischen Darstellungen der Neurologie gern angeführte Faustregel „eine doppelseitige Ischias ist keine Ischias" läßt erkennen, daß bei derartigen Krankheitsbildern schon damals eine entzündliche Genese für unwahrscheinlich gehalten wurde und umfassende differentialdiagnostische Erwägungen geboten schienen. Schon in der Anfangszeit der modernen Neurochirurgie sind bei solchen Syndromen Bandscheibenvorfälle gefunden und erfolgreich entfernt worden. Allerdings hat man sie zunächst irrtümlich als Chondrome gedeutet (Fedor Krause — s. unter H. Oppenheim u. F. Krause 1909; Frazier — beschrieben von C. R. Steinke 1918 u. a.). Als Ursache von Caudasyndromen kommen außer den Bandscheibenvorfällen auch Tumoren und entzündliche Prozesse in Betracht. Die Häufigkeitsverteilung der möglichen Ursachen in einem neurologisch-neurochirurgischen Krankengut ergibt sich aus der Tabelle 1. Es geht daraus hervor, daß die Mehrzahl der Caudasyndrome durch mechanische Kompression bedingt ist, und zwar in etwa gleicher Häufigkeit durch Bandscheibenvorfälle und durch Tumoren. Nicht mechanisch verursachte Caudaschädigungen sind seltener und weder mit den Mitteln der klinischen Untersuchung noch mit den Hilfsmethoden so sicher positiv nachzuweisen, daß man auf eine operative Revision verzichten könnte. In Ermangelung

Tabelle 1. *Ätiologie der Caudasyndrome.*
(Fälle der Neurochirurgischen und der Universitäts-Nervenklinik Köln von 1950 —1960.)

Operativ bestätigte Bandscheibenvorfälle				57
Tumoren				62
Gutartige extradurale Tumoren			3	
Gutartige und bedingt gutartige intradurale Tumoren			20	
Neurinome		8		
Meningiome		1		
Caudaependymome		8		
Gliome		3		
Bösartige Tumoren			31	
Sarkome		10		
Plasmocytome		2		
Metastasen		19		
Bei ungeklärtem Primärtumor	7			
Bei Prostata-Carcinom	4			
Bei Bronchial-Carcinom	4			
Bei Mamma-Carcinom	3			
Bei Hypernephrom	1			
Mißbildungstumoren			8	
Epidermoide und Dermoide		4		
Lipome		2		
Angiome		2		
Nicht erkennbar mechanisch bedingte Caudaprozesse, vermutlich entzündlicher Ätiologie				11

Gesamtzahl 130

überzeugender ätiologischer Deutungen unterstellt man bei diesen Bildern dann meist eine entzündliche Ursache.

Auch die Differentialdiagnose der Caudakompressionen kann schwierig sein. Wie bereits bei den mono- und oligoradikulären Syndromen näher ausgeführt wurde, lenkt eine längere Vorgeschichte mit rezidivierenden örtlichen sowie radikulären Beschwerden in erster Linie den Verdacht auf einen Bandscheibenvorfall (M. P. A. M. DE GROOD 1950; E. TOLOSA u. ECTORS 1953; G. BODECHTEL u. Mitarb. 1958; H. KUHLENDAHL u. V. HENSELL 1958 u. a.). Allerdings können in Einzelfällen auch ähnliche Schilderungen bei Tumoren des Spinalkanals gegeben werden, obwohl — wie dies W. TÖNNIS, W. KLUG und H. LINZ (1951) auf Grund eines Vergleiches von Vorgeschichte und Befunden bei 26 Caudageschwülsten und 31 medialen Bandscheibenvorfällen betonen — die Caudatumoren in der Regel einen langsam und gleichmäßig progredienten Verlauf der Beschwerden und Störungen erkennen lassen. Differentialdiagnostisch bedeutsam ist außerdem der Hinweis, daß beim Bandscheibenvorfall die Beschwerden meist durch Bewegungen und Belastungen der Wirbelsäule verstärkt werden und im Liegen und unter Wärmeeinwirkung abnehmen, während bei den Caudatumoren eine solche Abhängigkeit von Beanspruchungen der Wirbelsäule fehlen kann. Von den Patienten wird außerdem gar nicht selten angegeben, daß Bettruhe und Wärme eine Schmerzverstärkung verursachen. Diese kann so ausgeprägt sein, daß die Kranken nachts durch Umhergehen im Zimmer eine Linderung der Schmerzen zu erreichen versuchen, ein Verhalten, das bei Patienten mit Bandscheibenvorfall nur ausnahmsweise bei bereits ausgestoßenen Bandscheiben zu beobachten ist.

Treten Caudasyndrome akut auf, wobei in der Regel intensivere örtliche und radikuläre Schmerzen der Lähmung unmittelbar vorausgehen, so handelt es sich fast ausnahmslos um einen akuten Massenprolaps einer Bandscheibe. In differentialdiagnostischer Hinsicht kommen bei einem derartigen Krankheitsablauf eigentlich nur die extrem seltenen Blutungen in einen Caudatumor oder bei spinaler Varicose in Betracht (H. KRAYENBÜHL). Sobald das Lähmungsstadium erreicht ist, kann die sonst bei Bandscheibenvorfällen kaum je vermißte lokale Wirbelsäulensymptomatik zurückgehen, ja sogar ganz verschwinden. Bei $^2/_3$ der von R. Lenz (1956) beschriebenen Fälle mit Bandscheibensequester (Krankengut von Tönnis) war dies der Fall. Die diagnostisch wegleitende initiale Schmerzverstärkung kann allerdings vermißt werden, wenn entweder der Patient wegen schon vorbestehender einseitiger Ischalgien bereits unter dem Einfluß stark wirksamer Analgetica stand, oder wenn der Massenprolaps im Zusammenhang mit redressierenden Maßnahmen in Narkose auftrat. Eine derartige Auslösung eines Massenprolapses mit akuter Caudalähmung ist wiederholt im Schrifttum angegeben worden (H. H. Kessler 1955; W. B. Jennet 1956; H. Kuhlendahl u. V. Hensell 1958; K. Lindemann u. K. Rossak 1959). Weniger dramatisch ablaufende Caudakompressionen bleiben häufig zunächst unerkannt (B. S. Epstein 1949), vor allem dann, wenn die Ausfälle nicht vollständig sind, oder wenn bei ganz tief liegenden Prolapsen die Segmente für die Motorik der Beine frei bleiben. Wichtiges Indiz sind in diesen Fällen Beeinträchtigungen der Blasen- und Mastdarmfunktion. Harnverhaltungen werden bei Patienten in mittlerem und höherem Lebensalter oft vorschnell einer Prostata-Hypertrophie zugeordnet. Die richtige Diagnose wird dadurch hinausgezögert und die für eine Rückbildung der Störung absolut unerläßliche sofortige Operation verabsäumt. Nachuntersuchungen, die von H. Kuhlendahl u. V. Hensell (1958) sowie von R. Lenz durchgeführt wurden, zeigen übereinstimmend, daß Caudakompressionen, die länger als 2 Tage bestanden, nur noch geringe Restitutionsaussichten bieten und gute Ergebnisse nur dann zu erwarten sind, wenn innerhalb der ersten Stunden nach Auftreten der Symptome operiert wird (neuere Literatur bei Z. Fišer u. P. Drábek 1965; K. Hübner 1965; M. Hyks 1965). Aus diesem Grunde kann eine abwartende Haltung, wie sie etwa F. Heppner u. Q. Moshammer (1956) empfohlen haben, nicht mehr als kunstgerecht bezeichnet werden. Die Forderung raschester diagnostischer Klärung und Operation gilt natürlich auch bei Caudasyndromen infolge intraspinaler Tumoren. Diese unterscheiden sich in der Anamnese meist durch eine langsame Progredienz der Ausfälle und manchmal auch durch ein Zurücktreten der Schmerzkomponente im klinischen Gesamtbild.

Der neurologische Befund erlaubt auch beim Caudasyndrom lediglich eine Höhenlokalisation. Die Krankheitsentwicklung, wie sie sich aus der Vorgeschichte rekonstruieren läßt, ermöglicht darüber hinaus gewisse ätiologische Wahrscheinlichkeitszuordnungen. Für die weitere diagnostische Klärung sind Liquoruntersuchung und Myelographie erforderlich.

d) Zusammenfassende Darstellung des Ablaufes der klinischen Untersuchung.

Schmerzen im Bereich der unteren Wirbelsäulenabschnitte mit und ohne Ausstrahlung in die Beine berechtigen nicht ohne weiteres zur Diagnose eines Bandscheibenvorfalles. Dem sorgfältigen Erheben der Vorgeschichte und des klinischen Allgemeinbefundes muß zunächst eine Syndromanalyse folgen. Erst dann läßt sich entscheiden, welche Zusatzuntersuchungen erforderlich sind, und welche Bereiche die differentialdiagnostischen Erwägungen umfassen müssen.

Die *Syndromanalyse* muß berücksichtigen, ob und in welchem Ausmaß lokale Wirbelsäulenbeschwerden und Funktionsstörungen das Krankheitsbild prägen, ob radikuläre Reizerscheinungen vorliegen, ob diese gegebenenfalls dauerhaft oder nur unter besonderen Belastungen, insbesondere auch beim Husten, Niesen und Pressen auftreten, ob sensible und motorische Wurzelausfälle feststellbar sind, und ob zusätzlich Störungen der Blasen- und Mastdarmentleerung angegeben werden. Aus den entsprechenden Befunden ergibt sich die *neurologische Höhenlokalisation* des Prozesses.

Der Umfang erforderlicher *Hilfsuntersuchungen* wird in erster Linie vom klinischen Syndrom bestimmt. In jedem Fall sind *Röntgenübersichtsaufnahmen* der Lendenwirbelsäule und des oberen Kreuzbeines in zwei Ebenen erforderlich, um andersartige Knochenprozesse, vor allem Entzündungen und Tumoren, auszuschließen. Gelegentlich ermöglichen bereits die Übersichtsaufnahmen den Nachweis eines intraspinalen raumfordernden

Prozesses. Bei diagnostisch zunächst unklaren Wirbelsäulenlokalsyndromen können auch *Bewegungsaufnahmen* angezeigt sein.

Liquoruntersuchungen, die dann immer im Zusammenhang mit dem kombinierten Queckenstedtschen Versuch, also mit Passageprüfung nach cisternaler und lumbaler Liquorentnahme vorgenommen werden sollen, sind bei polyradikulären Bildern in jedem Fall notwendig. Beim mono- und oligoradikulären Syndrom sind sie dann angezeigt, wenn die Vorgeschichte atypisch ist, so etwa, wenn dem Wurzelausfall kein ausgeprägtes Schmerzstadium vorausgegangen ist, oder wenn die Entwicklung der Ausfälle schleichend fortgeschritten war. Weitere Indikationen ergeben sich, wenn die Wurzelsymptomatik nicht von Wirbelsäulenbeschwerden begleitet war oder ist, oder wenn sie für Bandscheibenschäden ungewöhnliche Segmente betrifft. Auch Veränderungen im Röntgenübersichtsbild, die an einen intraspinalen Prozeß denken lassen müssen, können Anlaß zur Liquoruntersuchung werden. Beim Wirbelsäulenlokalsyndrom ergibt sich schließlich eine weitere Anzeige zur Liquorentnahme, wenn die Beschwerden nicht innerhalb eines Zeitraumes von etwa 14 Tagen auf die Therapie ansprechen.

Die *Myelographie* mit wäßrigem Kontrastmittel dient sowohl der Höhenlokalisation als auch der artdiagnostischen Klärung des Prozesses. Sie ist in erster Linie bei polyradikulären Ausfällen erforderlich, weil in solchen Fällen immer auch an die Möglichkeit eines Caudatumors gedacht werden muß. Weitere Indikationen können sich aus den Röntgenaufnahmen und den Liquorbefunden ergeben. Ist das Bild auf einen Tumor des Spinalkanals verdächtig, findet sich vielleicht auch eine erhebliche Eiweißvermehrung des lumbalen Liquors oder eine Passagebehinderung beim Queckenstedtschen Versuch, dann ist wegen Tumorverdacht die Kontrastmitteldiagnostik angezeigt. Schließlich sollte man eine myelographische Untersuchung immer durchführen, wenn wegen hartnäckiger Therapieresistenz eines Wirbelsäulenlokalsyndroms eine operative Behandlung ernsthaft in Betracht gezogen wird. In Einzelfällen kann auch nach unbefriedigendem Operationsbefund oder bei unerwartetem Verlauf die nachträgliche Kontrastmitteldarstellung einen wertvollen Beitrag zur Frage der erneuten Operation liefern.

Der Hinweis, in besonderen Fällen seien Liquoruntersuchung und Myelographie erforderlich, darf nicht zu der Annahme verleiten, diese Zusatzuntersuchungen gehörten zu den üblichen diagnostischen Verfahren bei Verdacht auf Bandscheibenvorfall. In den meisten Fällen sind sie überflüssig. Hier öffnen Vorgeschichte, sorgfältige klinische Untersuchung und Röntgenübersichtsaufnahmen das Tor zu Behandlung. Wenn nicht schwerwiegende frische Wurzelausfälle das klinische Bild beherrschen, steht für die Diagnostik genügend Zeit zur Verfügung. Sind dagegen funktionell belangvolle Paresen oder sogar Blasen- und Mastdarmlähmungen akut aufgetreten, so muß der ganze Untersuchungsgang auf wenige Stunden zusammengedrängt werden, damit noch am gleichen Tag die operative Wurzelentlastung angeschlossen werden kann. Die Prognose hängt dann ganz entscheidend vom Zeitfaktor ab.

VII. Grundlagen der Therapie.

Die Empfehlungen für die Behandlung von Lumbago und Ischias sind nach Zahl und Art kaum mehr überschaubar. Eine einfache chronologische Aufzählung befriedigt wenig. Wir wollen deshalb versuchen, die therapeutischen Verfahren nach Wirkungsprinzipien zu ordnen. Dabei ist zu berücksichtigen, daß manche empirisch bestätigte Therapieform zu verschiedenen Zeiten unterschiedlich begründet wurde.

1. Unspezifische Allgemeinbehandlung.

Im älteren Schrifttum werden die therapeutischen Ratschläge für Lumbago und Neuritis lumbosacralis häufig gemeinsam mit denjenigen bei polyneuritischen Prozessen abgehandelt. Sie umfassen Maßnahmen unterschiedlicher Art, deren Nutzen teilweise durch die Erfahrung bewiesen ist, teilweise auch nur theoretisch postuliert wurde. H. Pette hat in seinem schon wiederholt zitierten Werk eine übersichtliche Zusammenstellung gegeben und sich auch kritisch zum therapeutischen Erfolg geäußert.

Unter dem Eindruck der Lehre einer Antigen-Antikörperreaktion der neuritischen Prozesse ist zunächst die *Fokalsanierung* stark in den Vordergrund der Behandlungsmaßnahmen gerückt worden. In Übereinstimmung mit Beobachtungen bei den typischen rheumatischen Erkrankungen haben insbesondere F. Gudzent (1921), W. H. Veil (1934), W. Berger (1939), A. Geronne (1939), K. Kissling (1939), A. Slauck (1939), K. Hansen (1957) u. a. auf die Notwendigkeit hingewiesen, Fokalinfektionen im Sinne von Paessler (1930) und E. Rosenow (1930) zu Beginn der Therapie aufzudecken und soweit wie möglich zu beseitigen. Dabei sind insbesondere die Tonsillen, Nebenhöhlen, die Zähne, aber auch Gallenblase, Prostata und die Ovarien als Träger latenter Infektionsquellen und damit als indirekte Ursache neuritischer Prozesse angesprochen worden. Bei der Häufigkeit derartiger Entzündungsvorgänge in den genannten Organgebieten haben die verschiedenen operativen Fächer, vorwiegend in den dreißiger Jahren, eine rege Aktivität entfaltet, so daß die ursprünglichen Initiatoren schließlich gezwungen waren, einige Warnungen auszusprechen und einer schrankenlosen Polypragmasie auf dem Gebiet der Herdsanierung Grenzen zu setzen. Obwohl manchenorts auch heute noch zumindest bei unbefriedigenden Behandlungsergebnissen zur Fokalsanierung Zuflucht genommen wird, haben die meisten Fachkliniken in den letzten Jahren diesen Behandlungsweg verlassen und sehen sich anläßlich der stationären Behandlung wegen eines Ischiassyndroms nur ausnahmsweise und ohne inneren Zusammenhang mit dieser Erkrankung zur Herdbeseitigung veranlaßt, wenn hierzu von internistischer Seite, von seiten des Otologen oder vom Gynäkologen eine innerhalb seines Fachgebietes gegebene strenge Indikation vorliegt.

Ausgehend von der zunächst gut fundiert erscheinenden Lehre, daß polyneuritische Syndrome im Rahmen der Beriberi ausschließlich Folge eines Vitamin B_1-Mangels seien, ist eine Vitamin-Substitutionstherapie auch bei anderen polyneuritischen Bildern empfohlen worden. Mit solchen Gedanken wurde auch die *Behandlung des Ischiassyndroms mit Vitaminen* begründet. Allerdings scheinen die praktischen Ergebnisse nicht sehr überzeugend gewesen zu sein. Schon H. Pette hatte bei einer Umfrage unter verschiedenen namhaften Neurologen und Internisten erfahren, daß eindeutige, insbesondere einer statistischen Analyse standhaltende Erfolge selbst nach hohen Vitamin B_1-Dosen beim Ischiasleiden nicht beobachtet werden konnten. Auch der Versuch, das Bindungsvermögen für die Vitamine der B-Gruppe im Gewebe durch gleichzeitige Nicotinamidnucleotid-Gaben zu erhöhen oder von vornherein den Organismus mit dem gesamten B-Komplex zu überschwemmen, änderte nichts an den therapeutischen Mißerfolgen. Nach dem heutigen Stand unserer Kenntnisse überraschen diese unbefriedigenden Behandlungsergebnisse in keiner Weise, handelt es sich doch beim Ischiassyndrom in der Regel um die Folge einer mechanischen Wurzelschädigung. Darüber hinaus hat H. Luckner 1958 die Bedeutung des Vitamin B_1 für die Entstehung sogar der Beriberi mit gewichtigen Argumenten in Zweifel gezogen. Damit ist der für die Vitamin B-Behandlung peripherer Nervenschäden wegleitenden Arbeitshypothese völlig der Boden entzogen worden. So wird man nicht umhin können festzustellen, daß in der Vitamin B-Behandlung für die Lumbago und Ischias weder ein kausal noch ein symptomatisch wirksamer Ansatzpunkt erblickt werden kann.

Die unspezifische Reizkörpertherapie, deren Wirksamkeit bei rheumatischen Leiden mit recht unterschiedlichen Vorstellungen begründet wird, wurde ebenfalls in den Therapieplan der „Ischias" übernommen. Aus dem Gedanken heraus, es handele sich hier um eine Erkrankung aus dem „rheumatischen Formenkreis" die durch unspezifische Reizkörper zu beeinflussen sei, wurde mit Bienengift, Schlangengift, Eiweiß- und Goldpräparaten behandelt. Obgleich die Möglichkeit nicht von der Hand zu weisen ist, daß eine solche Reizkörpertherapie über eine Beeinflussung des vegetativen Systems die

Schmerzintensität zu verändern vermag, können doch von solchen Maßnahmen keine den Verlauf bestimmenden Wirkungen erwartet werden.

Ebenfalls aus der allgemeinen Rheumatherapie leiten sich die meisten *physikalischen Behandlungsmaßnahmen und manche Formen der Massage* her. Sie sind zweifellos wirksamer als die obengenannte unspezifische Reizkörpertherapie und spielen auch heute noch eine große Rolle (J. KOWARSCHIK 1957). Wirksames Prinzip scheint die muskuläre Lockerung zu sein, die teils durch Wärmeapplikation — Rotlicht, heiße Kompressen, Schlamm- und Moorpackungen, Überwärmungsbäder (W. SCHLENZKA 1955), Kurzwellen- und Diathermieanwendung — ,teils direkt durch Massage angestrebt wird. Verbunden mit einer gleichzeitig bewirkten Durchblutungsbesserung scheinen auch lokale vegetative Reizzustände günstig beeinflußt zu werden. Alle diese Maßnahmen müssen allerdings, wie H. PETTE (1942) schon betont hat, vorsichtig dosiert werden, besonders dann, wenn noch neuralgische Beschwerden bestehen. Sie wurden selbst zu der Zeit, als noch die Vorstellung von einer Neuritis lumbosacralis unerschüttert war, ausdrücklich als Form der Nachbehandlung angesehen. Im akuten Stadium finden sie nur recht begrenzte Ansatzpunkte (HARFF 1956 u. a.).

In ähnlicher Richtung zielt die *Anwendung lokaler Hautreizmittel.* Auch hier versucht man, über eine Durchblutungsverbesserung auf die verspannte Muskulatur einzuwirken. Die gelegentlich angewendete *Röntgentherapie* erscheint weder theoretisch hinreichend begründet, noch konnten über den psychologischen Effekt hinausgehende Resultate erzielt werden. Dies wird eindrucksvoll durch den Bericht von P. R. M. J. HANRAETS (1959) belegt, der bei Patienten, die tatsächlich bestrahlt wurden, und bei solchen, die nur einer „Scheinbestrahlung" ausgesetzt waren, keine Verlaufsunterschiede feststellen konnte.

Die recht erhebliche Bedeutung *analgetisch-antiphlogistischer* Behandlungsmaßnahmen ist trotz der inzwischen veränderten pathogenetischen Erkenntnisse unbestritten. In dieser Gruppe ist die Verwendung von Salicylsäure, Pyramidon, Butazolidin und ähnlichen Verbindungen, sei es in Reinsubstanz oder in gegenseitiger Kombination und in Verbindung mit Schlafmitteln sowie Codein und Coffein, zu nennen. Ob hier dem gefäßabdichtend-entquellenden oder aber dem analgetischen Effekt der genannten Substanzen die entscheidende Bedeutung zukommt, ist schwer zu beurteilen. Für eine *Wirksamkeit der antiphlogistischen Komponente* könnte sprechen, daß auch durch Injektion von Corticosteroiden in die erkrankte Zwischenwirbelscheibe (G. CHAPCHAL 1958) oder in den Spinalkanal (P. LOUYOT u. Mitarb. 1959) lokale Wirbelsäulenbeschwerden und radikuläre Reizerscheinungen vorübergehend zu bessern sind. Flüchtige Beschwerdenminderungen sind sogar nach radikalen Entwässerungsmaßnahmen beschrieben worden (S. C. COPEMANN u. L. G. C. PUGH 1945). Aber auch eine durch ausschließlich analgetisch wirksame Substanzen erreichte Schmerzbeseitigung kann zu therapeutischen Dauererfolgen führen. Das ergibt sich auch aus den noch zu besprechenden Ergebnissen der Novocaintherapie. Insgesamt neigen wir in Übereinstimmung mit G. SÄKER (1952) u. a. dazu, gestützt auf Erfahrungen mit den Meprobamaten und Chloropromazinen, in der Unterbrechung des Circulus vitiosus von Schmerz, Muskelverspannung, Fehlhaltung und lokalen vegetativen Dysregulationen den entscheidenen Angriffspunkt zu sehen, wobei die direkt oder indirekt erreichte Beseitigung von Schmerz und Muskelverspannung günstigere Voraussetzung für eine Spontanreposition eines Bandscheibenvorfalles schafft.

In dieser Auffassung sehen wir uns durch die teilweise günstige Wirkung der *Novocaintherapie* bestärkt. Dies gilt allerdings nur sehr bedingt für die von J. LANGE (1940) empfohlenen perineuralen Injektionen, die nach unseren heutigen Kenntnissen meist viel zu weit peripher ansetzen. Eine zumindest vorübergehende Schmerzausschaltung gelingt sowohl bei epiduralen Injektionen (CATHELIN 1903, HEILE 1922) als auch durch präsacrale Anaesthesien nach der Technik von R. WIGAND (1932) und F. PENDL (1934). Beide Verfahren führen zu einer Leitungsunterbrechung sowohl peripherer sensibler als auch vegetativer Bahnen. Beachtenswert erscheint, daß eine ähnliche Wirkung auch zu erzielen ist, wenn das Lokalanaestheticum durch paravertebrale Injektionen direkt an den Grenzstrang gelangt (F. Reischauer 1961) oder durch eine peridurale Plombe in der Höhe von D 10 bis L 3 (G. Säker 1947) lediglich die Möglichkeiten vegetativer Schmerzleitung unterbrochen werden. Zwar schaltet eine solche Periduralanaesthesie auch motorische und sensible Wurzeln aus, doch bleiben bei Ausführung in der genannten Höhe die vom Krankheitsprozeß irritierten lumbosacralen Wurzeln frei. Uns selber hat es sich besser bewährt, die Periduralanaesthesien im unteren Lumbalbereich auszuführen und zusätzlich zu dem Novocain jeweils 50 mg wasserlösliches Hydrocortison und 50 mg Hydrocortison-Kristallsuspension zu injizieren. Bei vielen Fällen mit leichteren Wurzelreizerscheinungen konnte man mit einer Serie solcher Periduralinjektionen rasch Beschwerdefreiheit erzielen. War allerdings nach 3—5 Injektionen keine Besserung eingetreten, so brachte die Fortführung dieser Therapieform keinen weiteren Erfolg.

In Übereinstimmung mit dem Bericht von D. Y. Kitov (1958) haben auch wir dabei feststellen können, daß dann, wenn die Periduralinjektion in der Höhe eines ausgeprägten Bandscheibenvorfalles ausgeführt wird, sofort während der Injektion eine Verstärkung der radikulären Schmerzen angegeben wird. Dieses Phänomen ist nicht nur für die Lokalisation des Vorfalles aufschlußreich, sondern spricht nach unseren Erfahrungen außerdem dafür, daß von weiterer konservativer Behandlung kein Erfolg mehr zu erwarten und eine operative Behandlung angezeigt ist.

Die Injektion von Novocain unmittelbar in die Zwischenwirbelscheibe soll in manchen Fällen, nach Angaben von C. Hirsch (1959), zur Schmerzunterbrechung und Abschwächung des Laségueschen Zeichens führen.

Die Wirksamkeit der Novocainbehandlung wurde bis in die jüngste Zeit insbesondere von chirurgischer Seite vielfach bestätigt (R. H. Englich u. J. B. Spriggs 1948; F. Reischauer 1949 und 1961; S. Teneff 1949; A. Stender 1951; Schulte 1954 u. a.). Statistisch auswertbare größere Zahlenreihen über die Ergebnisse einer isolierten Novocainbehandlung sind wohl vor allem deshalb nicht mitgeteilt worden, weil diese Therapie meist mit sonstigen konservativen Maßnahmen kombiniert wird. A. Stender (1951) wertet das Ausbleiben einer Besserung als Indikation für eine operative Wurzelrevision. Bei Nachuntersuchung der nichtoperierten Fälle fand er trotz guter Anfangserfolge nur $^1/_3$ Heilungen und $^1/_3$ Besserungen, während bei dem restlichen Drittel die Besserung nicht angehalten hatte und der Zustand als unbefriedigend bezeichnet werden mußte. B. H. Burns und R. H. Young (1947), die zunächst das Novocain reichlich verwendeten, haben wegen der Flüchtigkeit der Besserung diesen Behandlungsweg zugunsten der Ruhigstellung und Entlastung wieder ganz verlassen. Auch bei P. R. M. J. Hanraets (1959) überwogen die unbefriedigenden Resultate. Vor allem ausgeprägte radikuläre Syndrome sprachen auf diese Behandlungsweise nicht an.

Leider sind zahlreiche Zwischenfälle bekannt geworden. Neben den auch bei intravenöser Novocaintherapie vorkommenden Kollapsen, Schocktodesfällen und allergischen Reaktionen (F. W. Bronisch 1948; H. Gros 1949; H. R. Bourmer 1950; W. Goetze 1952; J. Becker 1954; H. Ott u. H. J. Netolitzky 1954; K. Hansen 1957; F. Hoff 1957; G. Bodechtel 1958; H. Wild 1958) sind vor allem auch irreversible Schädigungen des Ischiasnerven (H. Rothenspieler 1939) und des Rückenmarks im Sinne von Myelomalacien beschrieben worden (F. Erbslöh u. A. Puzik 1959). Diese können selbst bei richtiger Injektionstechnik über eine Beeinträchtigung nutritiver Gefäße der Medulla entstehen. Hier ist darauf hinzuweisen, daß in seltenen Fällen die spezielle Lagerung vor der Injektion auch einmal einen Bandscheibenmassenprolaps auslösen kann. Unter der Annahme eines Novocainschadens wird dann leicht die notwendige Diagnostik und die sofortige operative Therapie versäumt. Bei nicht immer vermeidbarer versehentlicher intraspinaler Injektion werden, besonders dann, wenn im Präparat zur Verlängerung der Wirkung nur für Muskulatur und Bindegewebe verträgliche Zusätze enthalten waren, auch schwere chemotoxische Schäden an Rückenmark und Cauda beobachtet. Aus diesem Grunde ist auch das Vorgehen von Stracker (1954) absolut kontraindiziert, da die von ihm empfohlene Injektion von absolutem Alkohol in den Duralsack erfahrungsgemäß schwere Caudasyndrome zur Folge haben kann. Eine weitere Gefahr ergibt sich aus der Möglichkeit bakterieller Infektionen des Periduralraumes und Lumbalkanals. Ein so entstandener Epiduralabsceß wurde uns zugewiesen und konnte operativ geheilt werden. Diese Erfahrungen bedeuten eine derart erhebliche Belastung der Novocaintherapie, daß man sie nicht allgemein empfehlen kann.

Zweifellos haben viele der vorgenannten Behandlungsmaßnahmen ihr Ansehen lediglich dadurch erhalten, daß die Spontanremission durch *strenge Bettruhe* beschleunigt wird. Diese Maßnahme ist auch heute noch bei Lokalsyndromen und radikulären Reizerscheinungen eine einfache und oft rasch wirksame Hilfe. Tatsächlich hat sie auch bei einer strengen Prüfung des traditionellen Heilschatzes ihren Platz behalten (B. H. BURNS u. R. H. YOUNG 1947; K. GIULIANI 1954; P. R. M. J. HANRAETS 1959 u. a.).

Nach unseren heutigen Anschauungen dürften Ruhigstellung und Entlastung die wesentlichen Wirkfaktoren der Bettruhe sein. Vermutungsweise haben dies übrigens schon V. PUTTI (1927) und A. SCHANZ (1928) geäußert.

Den bisher beschriebenen Behandlungsformen ist gemeinsam, daß sie zum herkömmlichen Therapiebestand gehören und teils mehr, teils weniger wirksam sind, ohne den mechanischen Faktor in der Genese des Ischiasleidens besonders zu berücksichtigen. Wir haben sie deshalb unter dem Begriff der *unspezifischen Allgemeinbehandlung* zusammengefaßt.

Die Ergebnisse der unspezifischen Allgemeinbehandlung lassen sich an Hand des Schrifttums nur schwer zusammenstellen, da nur wenige Autoren über hinreichend große Nachuntersuchungsserien berichtet haben. Bei zu kleinen Zahlen und vor allem auch dann, wenn die verschiedenen klinischen Syndrome nicht berücksichtigt werden, ergeben sich oft scheinbare Überlegenheiten bestimmter Therapieformen, die einer Nachprüfung nicht standhalten. So berichtete beispielsweise H.-O. HARDT 1953 über wesentlich bessere Resultate nach Überwärmungsbädern als nach Operationen oder Redressements. Eine Analyse des inzwischen erheblich angewachsenen Krankengutes der gleichen Klinik (K. A. JOCHHEIM, F. LOEW u. A. RÜTT 1961) ergab völlig andere Einblicke in die Leistungsfähigkeit der einzelnen Behandlungsverfahren. Darüber hinaus ist eine Auswertung nur bedingt möglich, da die einzelnen Serien Fälle unterschiedlicher Schweregrade und verschiedener Symptomatik enthalten und außerdem verschiedenartige Behandlungswege beschritten wurden, ohne daß solche Differenzen immer ausreichend gekennzeichnet wären. Trotzdem erschien es wünschenswert, einen tabellarischen Überblick über die Streubreite der bei konservativer Therapie erreichten Behandlungsergebnisse zu vermitteln (Tabelle 2). In die Tabelle wurden kasuistische Beiträge und Berichte über kleinere Serien nicht aufgenommen (L. KIRSTEIN 1945; H. BÄKER 1952; E. H. LARSEN u. K. KRISTOFFERSEN 1956 u. a.).

Tabelle 2. *Ergebnisse konservativer Behandlungsmaßnahmen beim Lumbago-Ischias-Syndrom.*
(Berichte des Schrifttums.)

Autor	Zahl der Fälle	Ergebnisse	
		befriedigend %	unbefriedigend %
BOMAN	186[1]	64	36
BRAHME	580	86	14
DURBIN 1948	147[1]	66	34
EKVALL 1939	74	64	36
HARDT 1954	110[1]	65	35
JOCHHEIM, LOEW	63[2]	40	60
und RÜTT 1961	249[3]	64	36
KRISCHEK 1955	150	74	26
KUHLENDAHL und			
KUNERT 1952	70[1]	70	30
KUHNS 1941	843	91	9
SHINNERS und			
HAMBY 1949	200	86	14
SMITH DE FOREST 1938	keine Angaben[2]	90	10

[1] Schwere Fälle, überwiegend mit Wurzelbeteiligung.
[2] Ausschließlich Fälle mit Lumbago-Syndrom ohne Wurzelerscheinungen.
[3] Fälle mit Wurzelreizerscheinungen und leichteren Wurzelausfällen.

In einigen Berichten über größere Serien wird lediglich zwischen symptomfreier Heilung und verbliebenen Restbeschwerden, motorischen Störungen oder Rezidiven unterschieden. Dabei ist leider nicht zu ersehen, bei wieviel Patienten der Gruppe mit Restbeschwerden die verbliebenen Symptome noch Krankheitswert hatten (B. H. Burns u. R. H. Young). Solche Serien sind deshalb ebenfalls nicht in die Tabelle aufgenommen worden. Uns erschien es wichtig, bei der Erfolgsbeurteilung auch die sozialen Auswirkungen zu erfassen. Wir haben deshalb Fälle mit symptomfreier Heilung und erträglichen Restbeschwerden unter dem Begriff „befriedigend" zusammengefaßt und folgen damit den Gesichtspunkten, die bei den meisten Statistiken operativer Behandlungsergebnisse führend gewesen sind.

2. Ruhigstellung der Wirbelsäule und Entlastung der betroffenen Wurzel.

Der unspezifischen Allgemeinbehandlung sollen nun die *neueren therapeutischen Verfahren* gegenübergestellt werden, die alle, aus vorwiegend mechanischen Erwägungen entwickelt, teils auf eine Ruhigstellung der Wirbelsäule, teils auf eine Entlastung der betroffenen Wurzel gerichtet sind. Beide Wege sind einzeln oder gemeinsam beschritten worden. Unabhängig von der im speziellen Fall gewählten Therapieform bedürfen die Patienten anschließend einer Nachbehandlung, die eine Kräftigung der Rückenmuskulatur anstrebt und eventuell entstandene Wurzelausfälle zu beseitigen trachtet. Im einzelnen handelt es sich um folgende Verfahren:

a) Fixation der Wirbelsäule durch Gipsverbände und Stützapparate.

b) Operative Versteifung des lumbosacralen Übergangsgebietes.

c) Versuch der Wurzelentlastung durch spezielle Lagerungsformen, intermittierende oder Dauerextension sowie durch Repositionsmaßnahmen.

d) Operative Wurzelentlastung durch Entfernen des Bandscheibenvorfalles.

e) Physikalische Nachbehandlung.

a) Fixation der Wirbelsäule durch Gipsverbände und Stützapparate.

In Anlehnung an das allgemeinchirurgische Prinzip, erkrankte Gelenke und Wirbelsäulenabschnitte ruhigzustellen, sind auch bei den Bandscheibenschäden, besonders von orthopädischer Seite, fixierende Maßnahmen empfohlen worden. Allerdings waren zunächst die Indikationen nicht ausreichend auf die verschiedenen klinischen Syndrome abgestimmt. Auch über Zeitpunkt und Dauer der Anwendung sowie über das Ausmaß des ruhigzustellenden Wirbelsäulenabschnittes bestanden unterschiedliche Auffassungen. Während ein Teil der Autoren die im akuten Stadium zunächst durch Bettruhe erreichte Ruhigstellung und Entlastung mit Hilfe eines ausgedehnten Gipsmieders über mehrere Wochen beizubehalten versuchten, beschränkten andere die Verordnung von Stützmiedern auf diejenigen Fälle, bei denen nach Abklingen des akuten Stadiums chronische Restbeschwerden oder unter besonderen Belastungen rezidivierende Schmerzen verblieben (A. Thomas 1952; K. Lindemann u. H. Kuhlendahl 1953; K. Giuliani 1954 u. a.).

Unabhängig von den noch zu besprechenden Folgen fixierender Maßnahmen für die Rückenmuskulatur muß zunächst betont werden, daß eine Ruhigstellung durch Gipsverbände oder Mieder bei den akuten Formen der Wurzelbeteiligung unzweckmäßig, ja sogar schädlich sein kann (E. Güntz 1958; P. R. M. J. Hanraets 1959). Es bleiben also von den bei Bandscheibenschäden vorkommenden klinischen Bildern lediglich die Wirbelsäulen-Lokalsyndrome als Indikationsgebiet für fixierende Maßnahmen übrig, allenfalls noch geringe und bereits abklingende Wurzelreizerscheinungen. Ganz entschieden muß davor gewarnt werden, die sog. Ischiasskoliose mit Stützmiedern zu versorgen, ohne vorher durch Lagerung, Extension, reponierende Maßnahmen oder Operation die Wurzel entlastet zu haben. Leider ist die Miederbehandlung solcher Skoliosen auch noch in der letzten Auflage (1958) des Buches von G. Hohmann zu finden. Eine weitere Einschränkung der Indikation, sowohl bezüglich der Dauer wie auch des Ausmaßes der Fixierungen, leitet sich einmal aus der Gefahr der Muskelatrophie, zum anderen aus ungünstigen psychologischen Rückwirkungen auf den Patienten her (A. N. Witt 1954 u. a.). Mit E. Güntz (1958) ist zu betonen, daß die Korsettbehandlung keine Dauerversorgung sein darf, sondern als echtes und nur vorübergehend anwendbares Heilmittel anzusehen ist, wobei der Patient zu regelmäßigen isometrischen Spannungsübungen angehalten werden muß, damit der drohenden Muskelatrophie entgegengearbeitet wird. Aus der gleichen Überlegung leitet sich die Forderung her, völlige Ruhigstellung nur während des akuten Stadiums anzuwenden, während für die Nachbehandlung, sofern überhaupt Stützapparate indiziert sind, leichtere und kürzere Mieder bevorzugt werden·sollten, die nicht bis zum Brustkorb heraufreichen (K. Lindemann und H. Kuhlendahl 1953).

Damit bleibt eine gewisse Beweglichkeit erhalten, die als trophischer Reiz für die Muskulatur unerläßlich ist. Selbst von diesen bescheideneren Stützmaßnahmen muß der Patient allmählich entwöhnt werden. Bei welchen besonderen Belastungen das Mieder noch benötigt wird, und wann bereits mit einer Funktionsübernahme durch die gekräftigte Muskulatur gerechnet werden darf, richtet sich nach den Besonderheiten des Einzelfalles. Der Zeitpunkt der Entwöhnung sollte keinesfalls dem Patienten überlassen bleiben. Er ist, wie dies von jeder Therapie gilt, vom Arzt festzulegen.

b) Operative Versteifung des lumbosacralen Übergangsgebietes.

In konsequenter Fortsetzung des Prinzips, die erkrankten Wirbelsäulenabschnitte zu fixieren, sind in Anlehnung an die Maßnahmen bei Skoliosen, ferner bei Tuberkulose und anderen entzündlichen Wirbelkrankheiten auch zahlreiche Methoden zur operativen Versteifung des unteren Lendenabschnittes und der

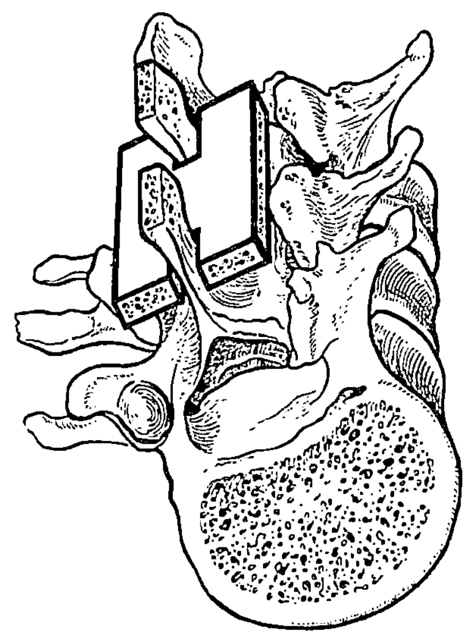

Abb. 7. Darstellung des sog. H-Spans oder Wäscheklammerspans.

lumbosacralen Übergangsregion angegeben worden. Besonders gebräuchlich waren zunächst sowohl die Verfahren von R. A. Hibbs (1911) (Spanverpflanzung und Verödung der kleinen Wirbelgelenke), von F. H. Albee (1911) und von A. Henle (1927) (Spanung der Dornfortsätze). Eine unverhältnismäßig hohe Zahl von Pseudarthrosen und Osteomyelitiden ließ nach Modifikationen suchen. Weniger Komplikationen sah man bei Verkürzung der Späne und einer Überbrückung von nur zwei Bewegungssegmenten. Später wurde der einfache Albeesche Knochenspan durch H-förmige Knochenplatten (F. E. Stinchfield u. W. A. Sinton 1952, Abb. 7) oder durch die sog. Wäscheklammerspäne (D. M. Bosworth 1945) ersetzt. Dieses Verfahren bietet außerdem, wie G. Chapchal (1957) gezeigt hat, den Vorteil einer Erweiterung der Intervertebrallöcher (s. Abb. 8). Von manchen Autoren wurden außerdem die Zwischenräume zu den Wirbelbögen durch feine Knochenspäne ausgefüllt. H. Kuhlendahl (1951) hat den „Wäscheklammerspan" dahingehend modifiziert und vereinfacht, daß er lediglich einen Knochenkeil zwischen die Dornfortsätze brachte.

Berichte über das spätere Schicksal der Patienten, die mittels einer der bisher genannten Versteifungsoperationen behandelt wurden, sind nicht sehr zahlreich. Zum Teil handelte es sich um Versteifungsoperationen nach vorausgegangener Entfernung eines Bandscheibenvorfalles. Die Serien umfassen meist aber auch Fälle mit Mißbildungen, Fehlstellungen und Gefügelockerungen im Bereiche des lumbosacralen Übergangs. L. Unander-Scharin (1948) hat über $^2/_3$ guter Ergebnisse mit der Versteifung nach A. Henle berichtet (46 Fälle). F. E. Stinchfield u. W. A. Sinton (1952) hatten unter 100 nachuntersuchten Fällen, die mit dem H.-Span versorgt waren, 85% gute Ergebnisse bei nur 6% Pseudarthrosen N. Eie berichtete 1964 über 97% gute Resultate. S. Spadea u. H. Hamlin (1952) erzielten ähnlich gute Ergebnisse mit einem dem Kuhlendahlschen Vorgehen entsprechenden Verfahren.

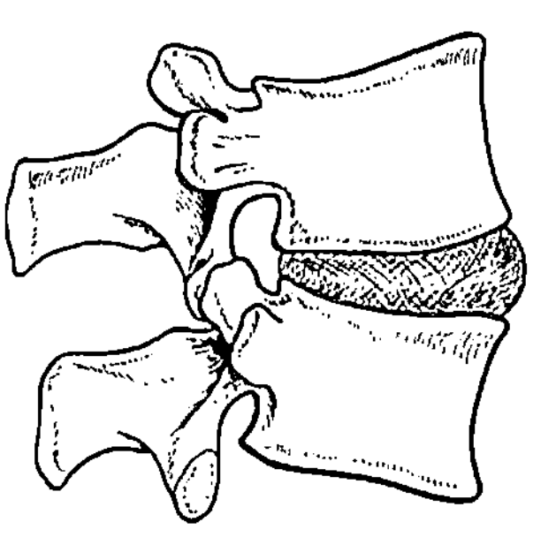

Sie entnahmen den dritten lumbalen Dornfortsatz und versteiften das erkrankte Bewegungssegment, indem sie ihn als Keil zwischen die betreffenden Dornfortsätze einfügten.

Die an Wirbelbögen und Dornfortsätzen angreifenden Versteifungsverfahren erfordern alle eine relativ lange postoperative Bettruhe und Ruhigstellung. Mit einer Wiederaufnahme körperlicher Arbeit kann nur selten vor Ablauf von 6 Monaten gerechnet werden. Die Endergebnisse sind — wenn man von der wesentlich längeren Behandlungsdauer absieht — nur dann denen der alleinigen Bandscheibenoperation vergleichbar, wenn man gleichzeitig die Wurzelkompression durch Beseitigung des Bandscheibenvorfalles und Ausräumen der erkrankten Bandscheibe beseitigt. Unter dieser Voraussetzung liegen die Heilungszahlen bei H. H. Young (1962) sogar höher.

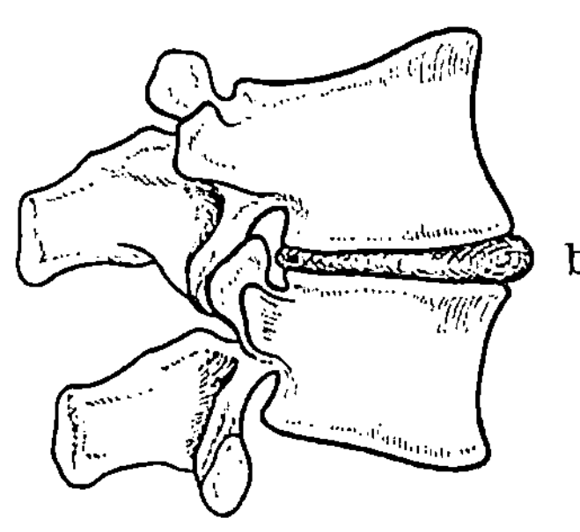

Einen anderen Weg beschritten J. D. Lane u. E. S. Moore (1948) sowie R. B. Cloward (1953) mit dem Verkeilen des Intervertebralspaltes durch Knochenstücke aus der Beckenschaufel (s. Abb. 9) von ventral her oder von einem dorsalen Zugang aus. Von den 300 Patienten, die Cloward nach seinem Verfahren operierte, wurden 85% geheilt. Vorteil dieser Methode ist eine sehr viel kürzere postoperative Ruhigstellung. Seine Patienten konnten schon im Mittel nach $1^1/_2$ Wochen aus dem Krankenhaus entlassen werden. Stützmieder, Gipsverbände u. dgl. waren nicht erforderlich. Selbst körperlich schwer arbeitende Patienten sollen nach längstens 3 Monaten voll einsatzfähig gewesen sein. Die Methode Clowards hat anscheinend bisher keine größere Verbreitung gefunden, möglicherweise deshalb nicht, weil so gute Ergebnisse nur bei besonders ausgefeilter neurochirurgischer Operationstechnik erzielt werden können, und der Eingriff längere Zeit in Anspruch nimmt als die einfache Entfernung eines Bandscheibenvorfalles. Alle Versuche, die Wirbelkörper durch Nageln oder Verschrauben zu fixieren (H. Junge 1951; J. B. Pennybacker 1951; E. A. Nicoll 1953; B. R. Wiltberger 1957), brachten keine auf die Dauer befriedigenden Ergebnisse.

Die *Indikation zur operativen Versteifung* ist seit den ersten enthusiastischen Berichten in den Jahren 1940—1944, die manchenorts eine nahezu kritiklose Aktivität ausgelöst hatten, wesentlich eingeschränkt worden. H. H. Kessler (1955) beschreibt eindrucksvoll den Weg von der ausschließlichen Versteifung über die Kombination von Prolapsentfernung und Fusion in einer Operation bis zu dem heute fast

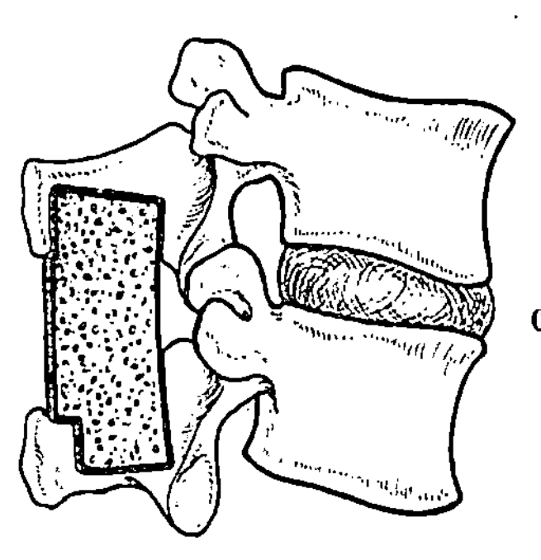

Abb. 8a—c. Die Versteifung des Bewegungssegmentes durch Einkeilen eines H-Spans zwischen die Dornfortsätze bewirkt auch eine gewisse Erweiterung des zugehörigen Zwischenwirbelloches. Halbschematische Darstellung nach Chapchal. a Normale Verhältnisse. b Die Verschmälerung der Zwischenwirbelscheibe bedingt eine Verengung des Zwischenwirbelloches. c Durch den H-Span wird das verengte Zwischenwirbelloch erweitert.

allgemein als zweckmäßig anerkannten Vorgehen, zunächst nur den Bandscheibenvorfall zu entfernen, um damit die Wurzelkompression zu beseitigen und lediglich bei besonderer Indikation in einer zweiten Sitzung die operative Versteifung anzuschließen.

Die Richtigkeit dieser Einstellung belegten kürzlich D. J. Barr u. Mitarb. (1966) an Hand einer Serie von 688 Fällen.

Aus einer großen Zusammenstellung (20000 Fälle) von FRIBERG (zitiert nach H. H. KESSLER 1955) ist zu ersehen, daß nur bei 4,8 % aller Patienten eine operative Wurzelrevision mit Entfernung des Bandscheibenvorfalles ausgeführt wurde, und daß 0,6 % operativ versteift worden sind. Es handelt sich bei dieser Zusammenstellung allerdings lediglich um einen Spiegel des tatsächlich geübten therapeutischen Vorgehens, der keine Aussage darüber erlaubt, ob die damals gewählten Indikationen mit den heutigen Maßstäben übereinstimmen. Begrenzt man die operative Versteifung auf diejenigen Fälle, die nach

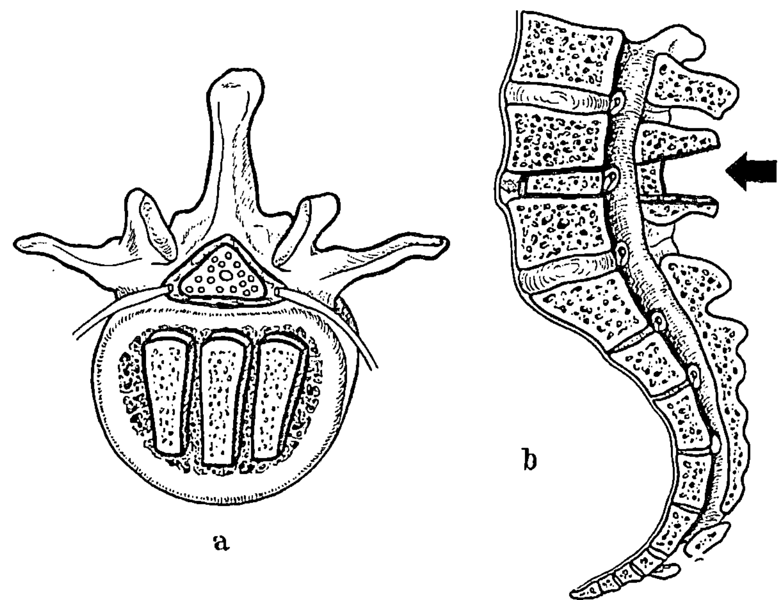

Abb. 9a u. b. Versteifung des Bewegungssegmentes durch Einkeilen von Knochenspänen in die ausgeräumte Zwischenwirbelscheibe: Verfahren nach CLOWARD. a Horizontalschnitt. b Sagittalschnitt.

Beseitigung der Wurzelkompression und ausreichender physikalischer Nachbehandlung immer noch erheblichere Wirbelsäulenlokalbeschwerden behalten, so bringt die dauerhafte Ruhigstellung der erkrankten Bewegungssegmente bei einer Anzahl dieser Patienten eine weitere Besserung des Behandlungsergebnisses (W. S. MIXTER u. I. S. BARR 1934; S. FRIBERG, E. SEVERIN 1943; G. ROVIG 1949, S. SPADEA u. H. HAMLIN 1952 u. a.). Man muß sich allerdings davor hüten, die in dieser Gruppe gar nicht so seltenen Patienten mit psychogener Fehleinstellung erneut zu operieren. Wie H. H. KESSLER (1955) in seiner Studie nachweisen konnte, sind zumindest in den USA Entschädigungstendenzen an dem unbefriedigenden Behandlungsergebnis maßgeblich beteiligt.

Die oben vertretene zurückhaltende Einstellung gegenüber den Versteifungsoperationen berührt selbstverständlich nicht die Indikation bei denjenigen Fällen, bei denen das Krankheitsbild nicht durch einen Bandscheibenvorfall sondern lediglich durch eine Bandscheibenzermürbung mit Gefügelockerung und Arthrose verursacht ist und eine kunstgerechte konservative Therapie nicht zum Erfolg führte. Über Ergebnisse der Versteifungsoperationen bei solcher Indikation berichtete zuletzt P. H. HARMON (1964).

c) Versuch der Wurzelentlastung durch spezielle Lagerungsform, intermittierende oder Dauerextension sowie durch Repositionsmaßnahmen.

Nachdem die Wertigkeit des mechanischen Faktors für die Entstehung des Ischiassyndroms erkannt war, haben die verschiedenen Methoden der Entlastung der betroffenen Wurzel rasch den Heilplan bereichert. Während zunächst eine *Flachlagerung* auf harter Unterlage empfohlen wurde, welche die Wirbelsäule zu lordosieren sucht (H. LUCKNER

1948 u. a.), haben andere Autoren bessere Erfahrungen mit der Kyphosierung gemacht und eine *Stufenlagerung* (Abb. 10) mit einem Beugungswinkel im Hüftgelenk von 45° bevorzugt (B. A. ZUELZER 1949; E. GÜNTZ 1958 u. a.). Tatsächlich gelingt es nach unseren Erfahrungen vielfach, mit einer solchen Kyphosierungslagerung, bei der durch Unterschieben von Matratzenteilen unter die Unterschenkel ein Winkel zwischen Rumpf und Oberschenkel bis zu 90° erreicht wird, radikuläre Reizerscheinungen rasch zum Verschwinden zu bringen. Nur in Ausnahmefällen sind wir mit einer Lagerung in Lordose besser zum Ziel gekommen. Maßstab für die im Einzelfall günstigste Entlastungshaltung ist stets das Verschwinden der neuralgischen Symptome (K. GIULIANI 1954, A. N. WITT 1954 u. a.), die auch uns als Indicator für den noch bestehenden Wurzelkontakt gelten.

II. SCHACHTSCHNEIDER hatte schon im Jahre 1936 bei Leichenversuchen das Zurückgleiten von Bandscheibenprotrusionen durch Kyphosierung der Lendenwirbelsäule nachweisen können. Diese

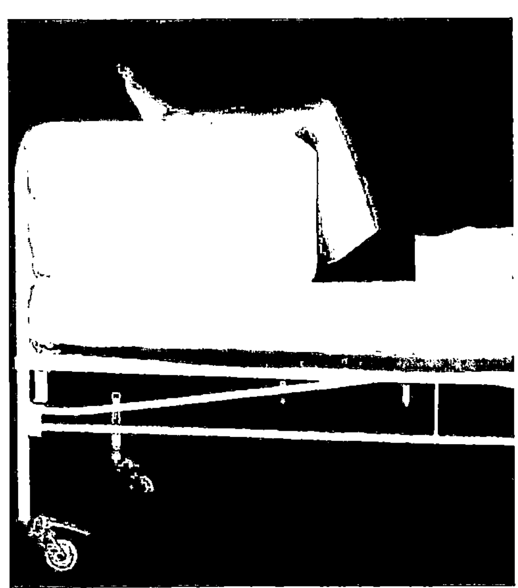

Abb. 10. Stufenlagerung.

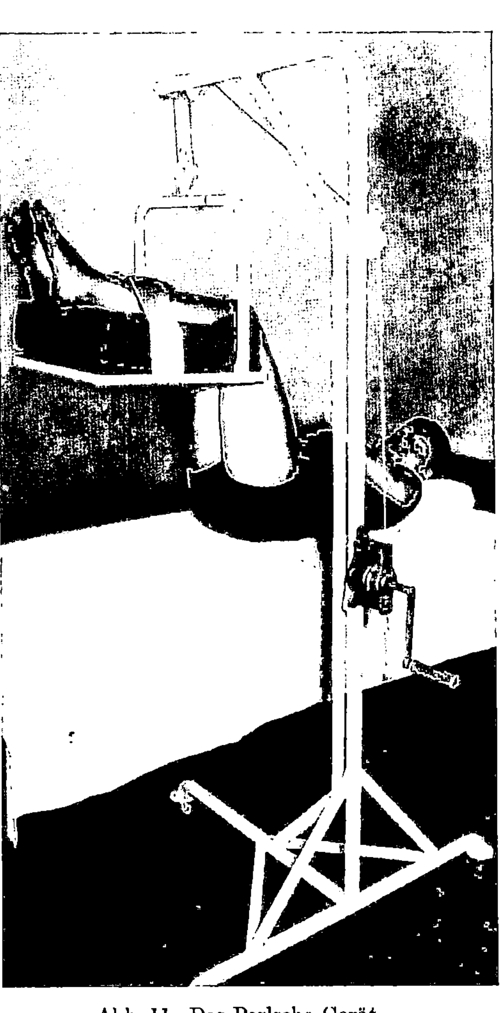

Abb. 11. Das Perlsche Gerät.

Beobachtungen wurden später beim Lebenden myelographisch bestätigt (S. DE SÈZE u. J. LÉVERNIEUX 1948). Andererseits sahen M. A. FALCONER u. Mitarb. (1948) bei Kontrollmyelographien nach erfolgreicher konservativer Behandlung unveränderte Kontrastmittelaussparungen. Man wird sich in solchen Fällen fragen müssen, ob der myelographisch nachgewiesene Bandscheibenvorfall überhaupt für das klinische Bild verantwortlich war, und ob nicht ein weiterer, lateral gelegener Prolaps, der sich dem myelographischen Nachweis entzog, die Krankheitserscheinungen verursacht hatte.

P. R. M. J. HANRAETS (1959) konnte an Vergleichsserien zeigen, daß dann, wenn unter Lagerungsbehandlung die Schmerzen nicht innerhalb von längstens 2 Wochen abklingen, von einer Fortsetzung dieser Therapieform keine weitere Verbesserung des Ergebnisses erwartet werden kann.

Gelingt es nicht, den Schmerz durch einfache Lagerung innerhalb weniger Tage zu beseitigen, dann bietet sich als nächste Behandlungsstufe die verstärkte Wurzelentlastung durch *Anlegen einer Dauerextension* (CH. DÜLTGEN 1952, A. PAPERNITZKI 1953, F. ENDLER

1956 u. a.). Bei der Vielzahl der für die Extensionsbehandlung angegebenen Geräte soll lediglich auf einige Grundsätze eingegangen werden, die hier beachtenswert erscheinen. Zunächst ist eine feine Dosierbarkeit des angewandten Zuges dringend erforderlich, um den Nutzen dieser Maßnahme nicht in eine Tortur zu verkehren. Eine optimale Dosierung setzt voraus, daß ein nicht zu großer Teil der aufgewendeten Kräfte durch Reibung verlorengeht oder zumindest unkontrollierbar bleibt. Außer dem vielenorts eingebürgerten *Perlschen Gerät* (E. Weber 1953) (Abb. 11) und dessen Modifikationen (W. Klöpfer 1953 u. a.) hat sich uns in erster Linie das von K. Daubenspeck (1953) angegebene *Schlittenextensionsbett* bewährt (Abb. 12), das ohne Belastung mit Zusatzgewichten — allein durch den Ansteigewinkel des Fußendes — das Ausmaß des Zuges bestimmt. Der Zug selbst wird am besten vom Beckenkamm her ausgeführt. Hierzu bedienen wir uns

eines Mieders, das mit Gurten am Unterteil des Bettes befestigt werden kann. Auf diese Weise läßt sich eine Extension an den Beinen vermeiden, die ohnehin durch die schmerzhafte Muskelkette für derartige Maßnahmen weniger geeignet sind. Die Anwendung des Extensionsbettes bietet den weiteren Vorteil, die Extremitäten auch unter dem Zuge lagern zu können, so daß die für die Wurzelentlastung optimale Wirbelsäulenhaltung in Lordose oder mehr oder weniger ausgeprägter Kyphose eingenommen wer-

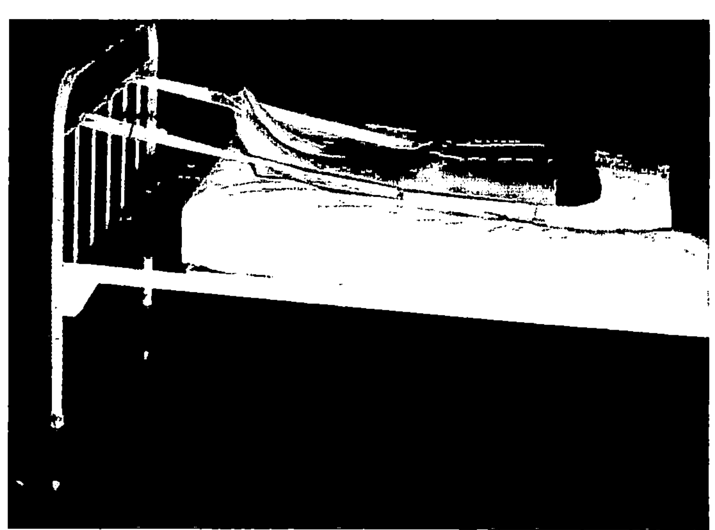

Abb. 12. Das Schlittenextensionsbett nach Daubenspeck.

den kann. Wie A. Kohlrausch (1959) berichtet hat, läßt sich durch Miederzug der Zwischenwirbelspalt um etwa 5 mm auseinanderziehen.

E. Weber (1953) und Harff (1956) haben sich für *intermittierende Extensionsmaßnahmen* ausgesprochen. Während der sonst strengen Bettruhe läßt E. Weber (1953) mit Hilfe des Perlschen Gerätes zweimal täglich für 10 min extendieren. Auch W. Klöpfer (1953) bedient sich einer ähnlichen Technik, indem er einen Schemel unter die Kniekehle des bettlägerigen Kranken schiebt und mit einem breiten Gurt das Gesäß über einen Flaschenzug vorsichtig anhebt. Klöpfer räumt ein, daß in Einzelfällen eine Lordoselagerung erforderlich sei, und hat z. T. mit einem Wechsel zwischen Lordose und Kyphose gute Erfahrungen gemacht. Einem derartigen abrupten Wechsel der Grundlagerung widerspricht E. Weber (1953) jedoch lebhaft und weist auf die Gefahr hin, dadurch die Protrusion zu verstärken und gegebenenfalls einen echten Prolaps mit Paresen hervorzurufen. Über Ergebnisse der intermittierenden Extensionsbehandlung haben E. Richter (1953) sowie W. B. Parsons u. I. D. Cummings (1957) berichtet. Bei 80—90 % ihres Krankengutes erreichten sie befriedigende Resultate. Manuelle Extensionsmaßnahmen im Rahmen der krankengymnastischen Behandlung werden u. a. von E. Grabka (1950) angegeben. Hier wird der Zug an Armen und Beinen der betroffenen Seite ausgeübt, später durch Hang an Ringen oder am Trapez erhöht und sogar, wenn nötig, durch weiteren manuellen Zug verstärkt. Ch. Dültgen (1952) rät bei erheblichen Schmerzzuständen zu einer Dauerextension von 2—3 Wochen und empfiehlt in der Nachbehandlung intermittierende Extensionsmaßnahmen an der schrägen Schwebebank oder an der Sprossenwand.

Übungen und spezielle Handgriffe mit dem Ziel der Reposition sind in mannigfachen Variationen beschrieben worden. Zum Teil werden sie nur noch unter Aufsicht von

Krankengymnastinnen und Masseuren ausgeführt, zum Teil gehören sie zum therapeutischen Rüstzeug von Laienbehandlern und Chiropraktikern. In diesem Zusammenhang sind u. a. die Abt-Keeganschen Übungen zu erwähnen, die in Deutschland durch die Veröffentlichungen von H. Köbcke (1946) u. von H. Luckner (1948) bekannt geworden sind. Das einfache Übungsmuster besteht darin, durch Anziehen des von der Ischialgie betroffenen Beines an die Brust eine extreme Kyphosierung hervorzurufen, die unter kräftig stoßender Streckung des Beines in eine Lordosehaltung zurückgeführt wird. H. Luckner konnte bei $^2/_3$ seines Krankengutes, insbesondere bei frischen Fällen, über gute Resultate berichten. Er empfahl für die Nachbehandlung einige Tage Bettruhe und für 3 Wochen einen elastischen Dachziegel-Klebeverband der Lendengegend.

Eine kritische Auseinandersetzung mit den *chiropraktischen Methoden* im engeren Sinne brachte der 43. Kongreß der Deutschen Orthopädischen Gesellschaft im Jahre 1955. Obwohl Sell (1956) u. a. versuchten, die pathophysiologischen Grundlagen vertebraler Krankheitsbilder und gezielter manueller Eingriffe darzulegen, sind gewichtige kritische Äußerungen unwiderlegt geblieben (M. Lange 1956, K. Lindemann 1956 u. a.). Die Diskussion wurde vor allem dadurch erschwert, daß die pathophysiologischen Gedankengänge vielfach der notwendigen naturwissenschaftlichen Präzision entbehrten. Auch waren die Behandlungsergebnisse nicht hinreichend nach Syndromen und Dauerresultaten aufgeschlüsselt. Eine Ausnahme bildeten lediglich die katamnestischen Erhebungen einiger Universitätskliniken, in denen chiropraktische Maßnahmen allein oder in Verbindung mit anderer konservativer Behandlung ausgeführt worden waren (K. Lindemann 1956; F. W. Rathke u. W. Heipertz 1956; Serg 1956). Schlüsselt man mit Lindemann, Rathke und Heipertz die Resultate nach dem klinischen Befund zu Beginn der Behandlung auf, so ergeben sich deutliche Unterschiede je nachdem, ob es sich um leichte Wirbelsäulenbeschwerden ohne objektiven Befund, um klassische Lumbagofälle oder um radikuläre Syndrome handelte. Während in der ersten Gruppe $^5/_6$ geheilt wurden, sank die Zahl der Heilungen in der zweiten Gruppe auf $^2/_3$ und bei radikulärer Symptomatik sogar auf die Hälfte. Bei der Bewertung ist natürlich zu berücksichtigen, daß die Fälle der ersten und zweiten Gruppe erfahrungsgemäß auch bei anderer Behandlungsweise durchweg eine gute Prognose bieten. Übereinstimmend damit betont Serg (1956), daß die sonstigen konservativen Therapieformen durch chiropraktische Maßnahmen keineswegs verdrängt werden können.

Zweifellos kommt L. Zukschwerdt das Verdienst zu, die zunächst manchmal mehr weltanschaulich als wissenschaftlich gefärbten Auseinandersetzungen zwischen einzelnen chiropraktischen Lehrmeinungen und Schulmedizin in einen sachlichen Bereich gebracht zu haben. Zukschwerdt hat, auf den Arbeiten von E. Emminger fußend, die klinische Bedeutung der Blockierung der kleinen Wirbelgelenke analysiert. Allerdings möchten wir unter dem Begriff „Blockierung" nicht nur eine mechanische, sondern auch die weit häufigere reflektorisch-muskuläre Bewegungssperre verstehen. Ein Teil der Erfolge chiropraktischer Maßnahmen beruht darauf, daß selbst dann, wenn die Blockierung nur einen Teilfaktor bei der Entstehung des klinischen Syndroms ausmacht, ohne selbst primäre Ursache zu sein, dieser Teilfaktor beseitigt werden kann. Bezüglich der chiropraktischen Technik verweisen wir auch auf die Darstellung von W. Peper (1953).

Vielfach wird betont, daß der normale Muskeltonus des nicht narkotisierten Patienten einen gewissen Schutz gegen allzu unphysiologische Redressionsbewegungen bedeute und deshalb die Komplikationen zu verhindern helfe (L. Zukschwerdt 1953, A. Bäker 1954 u. a.). Trotzdem sind Caudasyndrome und isolierte Wurzelausfälle nach derartigen Eingriffen immer wieder beobachtet worden (B. H. Burns u. R. H. Young 1947; J. B. Pennybaker 1951, A. Bäker 1954; H. H. Kessler 1955 u. a.).

Wenn L. Zukschwerdt (1953), A. Bäker (1954), Sell (1956), G. Gutmann (1960) am eigenen Krankengut derartige Komplikationen nicht gesehen haben, so erklärt sich dieses günstige Ergebnis wahrscheinlich nicht nur durch eine besonders schonende und ausgefeilte Technik, sondern vor allem auch durch eine sorgfältige diagnostische Klärung und entsprechende Auslese der Patienten. Ein eindeutiger Bandscheibenvorfall wird heute, wie kürzlich G. GUTMANN (1960) betont hat, eher als eine Kontraindikation für chiropraktische Handgriffe angesehen. Hauptanwendungsgebiet ist die fixierte Fehlhaltung der Wirbelsäule ohne radikuläre Symptomatik. Gelegentliche günstige Einflüsse selbst bei leichten Wurzelreizerscheinungen werden, ähnlich wie dies auch für die analgetischen Maßnahmen gilt, damit erklärt, daß durch Lösen der „muskulär-dynamischen Zwinge" eine unvollständige Bandscheibenvorwölbung zurückgleiten kann. Eine Zusammenstellung der Kontraindikationen veröffentlichte 1956 K. SCHLENZKA.

Repositionsmaßnahmen in Narkose gehören heute zum Rüstzeug der meisten orthopädischen Kliniken. Im Gegensatz zu der eigentlichen Chiropraxis sind hierüber in letzter Zeit zahlreiche Veröffentlichungen erschienen, die sowohl hinsichtlich Indikation und Technik wie auch der Ergebnisse einen Überblick über die Leistungsfähigkeit ermöglichen. Auch entsprechen die zugrunde liegenden pathophysiologischen Vorstellungen dem heutigen Stand der Kenntnisse von den Störungsmöglichkeiten, wie sie im Bereich der Wirbelsäulenbewegungssegmente gegeben sind.

Die ersten Anfänge der redressierenden Maßnahmen sind allerdings noch unter anderen Begründungen praktiziert worden. Hierher gehört zweifellos die sog. Ischiasdehnung, die bereits im vergangenen Jahrhundert angewendet wurde. Eine Hyperlordosierung in Narkose (ventraler Durchhang) wurde erstmalig im Jahre 1931 von KEMAL MUHEDDIN angegeben und unabhängig von ihm im Jahre 1939 erneut von Q. DITTMAR empfohlen. Auf diesen Anfängen fußt die im Jahre 1937 von H. H. MUTSCHLER beschriebene Technik des *Redressement in Narkose*, die im folgenden mit kleinen Modifikationen von vielen Orthopäden übernommen wurde (L. DYCK 1950; K. GIULIANI 1950; K. IDELBERGER 1951; G. SCHÖLER 1951, A. BÄKER 1954, N. R. FRANCILLON 1954; H. O. HARDT 1954; J. WEISS u. F. BRUSSATIS 1955; K. LINDEMANN 1956; F. W. RATHKE u. W. HEIPERTZ 1956; E. BUSACK 1958). Insgesamt ist die Tendenz zu erkennen, weniger gewaltsame Bewegungen anzuwenden als vielmehr durch Zug und Lockerung in völliger Muskelentspannung die Reposition des Vorfalles zu erleichtern. Die von allen Autoren als erforderlich erachtete anschließende Ruhigstellung wird entweder durch ein Gipsmieder erreicht oder durch anschließende Dauerextension gewährleistet. Bei geglückter Reposition kann nach 2—6 Wochen die Wirbelsäule unter dem Schutz eines Drellmieders vorsichtig zunehmend belastet werden. Ob bei unbeeinflußten Schmerzzuständen eine Wiederholung

Tabelle 3. *Ergebnisse des Redressement in Narkose.*
(Berichte des Schrifttums.)

Autor	Zahl der Fälle	Ergebnisse		Komplikationen
		befriedigend %	unbefriedigend %	
BUSACK 1958	93[1]	62	22	Gelegentlich vorübergehende Stuhl- und Harnverhaltung.
GIULIANI 1954	100	93	7	1 Fall mit Ileus.
IDELBERGER 1951	78	87	13	
JOCHHEIM, LOEW und RÜTT 1961	6[2] 46[3]	2 Fälle 78	4 Fälle 22	2 Rezidive, 7 % Rezidive.
LINDEMANN und ROSSAK 1959	120	90	10	1 Fall mit Caudasyndrom.
RATHKE und HEIPERTZ 1956	71	83	17	
WEISS und BRUSSATIS 1955	102	75	25	3 Fälle mit Ileus, 3 Fälle mit Beinvenenthrombosen und Embolie, 2 Fälle mit Caudasyndrom, 10 % mußten anschließend operiert werden.

[1] 16 % Spontanheilungen nach anfänglichem Rezidiv.
[2] Fälle nur mit Wirbelsäulenlokalsyndrom.
[3] Fälle mit leichteren Wurzelsymptomen.

des Redressements zu empfehlen ist, wird nicht einheitlich beurteilt. F. W. Rathke u. W. Heipertz (1956) sahen in solchen Fällen keine überzeugenden Erfolge, während sowohl H. R. Francillon (1954) als auch E. Busack (1958) über eine gewisse Verbesserung der Ergebnisse berichten konnten.

Viele Autoren, wie beispielsweise K. Lindemann, sehen die günstigsten Aussichten für das Redressement beim frischen Bandscheibenvorfall und halten ein kontinuierliches Beschwerdebild von mehr als 6—9 Monaten für eine relative Kontraindikation. Bei rezidivierenden Beschwerden schien dagegen die Dauer der Anamnese für den Behandlungserfolg nicht belangvoll zu sein (J. Weiss u. F. Brussatis 1955). Die meisten Autoren wollen außerdem die Maßnahme ausdrücklich auf Wirbelsäulenlokalsyndrome mit allenfalls leichten radikulären Reizerscheinungen, aber ohne Wurzelausfälle, beschränkt wissen. Wie E. Busack gezeigt hat, sind tatsächlich die Behandlungsergebnisse in der zuletzt genannten Gruppe eindeutig schlechter. E. Güntz (1958) betont: „Bei Wurzelsymptomen sind solche Maßnahmen im allgemeinen kontraindiziert." J. Weiss u. F. Brussatis (1955) hatten vor dem Redressement in vielen Fällen Liquoruntersuchungen durchgeführt und bei Nachuntersuchungen feststellen können, daß Fälle mit lumbalen Eiweißvermehrungen auf mehr als 45 mg-% durch das Redressement nicht gebessert wurden. Sie haben später diese Gruppe gleich der operativen Behandlung zugeführt.

Leider stehen den positiven Ergebnissen zwar relativ seltene, aber in ihren Auswirkungen für den Patienten sehr gewichtige Gefahren gegenüber. H. Kuhlendahl u. V. Hensell (1958) berichteten über fünf schwere Caudaschädigungen innerhalb der letzten 2 Jahre, die als Folge von außerhalb ihrer Klinik ausgeführten Repositionsversuchen aufgetreten waren und neurochirurgisches Eingreifen erforderlich machten. Gleichartige Beobachtungen haben K. Idelberger (1951); M. R. Francillon (1954); J. Weiss u. F. Brussatis (1955); K. Lindimann u. K. Rossak (1959) u. a. mitgeteilt. Um eine solche Komplikation mit einiger Aussicht auf Erfolg beherrschen zu können, muß die operative Wurzelentlastung innerhalb von Stunden angeschlossen werden.

Das Redressement ist deshalb nur dann vertretbar, wenn es im Rahmen der stationären Behandlung ausgeführt wird, wenn ferner der neurologische Befund, insbesondere das Caudagebiet, unmittelbar nach dem Aufwachen aus der Narkose überprüft wird und ein mit neurochirurgischer Technik vertrauter Operateur im Komplikationsfall sofort eingreifen kann.

Kritisch ausgewertete *Nachuntersuchungsergebnisse des Redressement in Narkose*, bei denen überwiegend die erwähnten Indikationen und Kontraindikationen der Behandlung schon berücksichtigt wurden, sind in Tabelle 3 zusammengefaßt. Die positiven Ergebnisse streuten zwischen 62 und 93%. Die recht große Zahl günstiger Heilverläufe hat dem Redressement einen selbständigen Platz unter den „konservativen" Heilverfahren erobert. Dabei muß allerdings erneut hervorgehoben werden, daß der Versuch einer derartigen Behandlung nur bei relativ frischen Fällen ohne erheblichere radikuläre Symptome gerechtfertigt ist.

d) Operative Wurzelentlastung durch Entfernen des Bandscheibenvorfalles.

Obwohl schon Fedor Krause im Jahre 1909 (s. H. Oppenheim u. F. Krause) die erfolgreiche Operation eines Bandscheibenvorfalles durchführte und weitere Einzelberichte aus der Mayo-Klinik (A. W. Adson u. W. O. Ott 1922) sowie von B. Stookey (1928), W. E. Dandy (1929) und von T. Alajouanine u. D. Petit-Dutaillis (1930) erschienen, wurde die operative Behandlung des Ischiasleidens in Europa — wenn man von wenig indizierten und verstümmelnden Eingriffen wie blutige Nervendehnung, Ischiadicusdurchschneidung mit nachfolgender Naht, Längsspaltung des Nerven im Bereich des Foramen ischiadicum u. dgl. (Heile 1922) absieht — nur sehr zögernd aufgegriffen. F. Jaeger, der selbst schon 1939 über erfolgreich operierte Fälle berichten konnte, hat die Marksteine der Entwicklung in seiner ersten Monographie (1951) klar aufgezeigt.

In der Anfangszeit, als ohnehin vorwiegend Patienten mit Caudasyndromen der operativen Behandlung zugeführt wurden, war die doppelseitige Laminektomie das Verfahren der Wahl. Erst gegen Ende der zwanziger Jahre hat B. STOOKEY die schon im Jahre 1902 von L. BONOMO entwickelte Technik der Hemilaminektomie zur Operation von Bandscheibenvorfällen übernommen. In dem Bestreben, die Statik der Wirbelsäule möglichst wenig zu beeinträchtigen und die Wirbelbögen zu schonen, hat schließlich J. G. LOVE im Jahre 1939 den interlaminären Zugang empfohlen, der seitdem von vielen Operateuren benutzt wird.

Leider ist zunächst nicht immer mit klarer Indikation operiert worden, wie dies oft bei neueröffneten Behandlungswegen geschieht. Manche Sammelstatistiken, die an die Zeit der ersten großen Operationsfreude und unscharfer Indikationen erinnern (H. C. MARBLE u. W. A. BISHOP 1945; A. P. AITKEN u. C. H. BRADFORD 1947) (s. Tabelle 4), haben zu berechtigter Kritik an der damaligen Anzeigestellung herausgefordert. Tatsächlich sind solche Ergebnisse nicht imstande, über die Leistungsfähigkeit der operativen Wurzelrevision mit den heute allgemein üblichen Auswahlprinzipien und der inzwischen ausgefeilten Operationstechnik zu entscheiden. Die älteren Statistiken geben auch deshalb ein ungünstigeres Bild, weil das Krankengut einseitig nach dem Kostenträger (Workmen's Compensation) zusammengesetzt ist und nicht unter annähernd gleichen Bedingungen in den großen Spezialkliniken operiert wurde. Die Ergebnisse wurden sicher auch durch Entschädigungsansprüche maßgeblich beeinflußt (H. H. KESSLER 1955). Das geht unter anderem auch aus den Arbeiten von E. S. GURDJIAN u. Mitarb. (1961) und von H. A. BROWN u. M. E. PONT (1963) hervor. In beiden Serien waren die sehr guten und guten Ergebnisse bei den nicht versicherten Patienten mit 76 bzw. 78 % wesentlich häufiger als bei den Versicherten, bei denen nur in 61 bzw. 53 % günstige Ergebnisse erreicht werden konnten.

Weit zuverlässigere Einblicke übermitteln die in Tabelle 5 zusammengestellten Statistiken einzelner Kliniken oder Operateure. Wir haben nur solche Übersichten

Tabelle 4. *Nachuntersuchungsergebnisse operierter Bandscheibenschäden im Rahmen der Arbeitsunfallversicherung (Workmen's Compensation).*

Autor	Jahr	Zahl der Fälle	Davon bestätigte Vorfälle %	sehr gut und befriedigend %	mäßig gebessert %	unbefriedigend %	Bemerkungen
				Ergebnisse			
AITKEN und BRADFORD (veröffentlicht von AITKEN u. BRADFORD 1947 u. von AITKEN 1952)	1940 bis 1947	211	63	35	38	25	21 % (33 %)[1] wurden nachoperiert. 25 % (49 %) nach 2—8 Jahren noch nicht im Arbeitsprozeß.
AITKEN	1952	200	82	45 (26)	21 (26)	33 (47)	25 % Nachoperationen. Durchschnittliche Arbeitsunfähigkeit $= 17^1/_2$ (22)Monate. 16 % (20 %) wurden nicht arbeitsfähig.
MARBLE u. BISHOP	1945	92	75	37	10	53	53 % waren länger als 1 Jahr arbeitsunfähig.
MARBLE u. BISHOP	1949	113	85	66	—	34	Die Patienten mit ungünstigen Ergebnissen brauchten 1—3 Jahre bis zur Wiederaufnahme einer Arbeit[2].

[1] Die in Klammern gesetzten Zahlen beziehen sich auf die operativ nicht bestätigten Fälle.

[2] Aufschlüsselung nach Fachgebieten der Operateure ergab die besten Ergebnisse bei den Neurochirurgen (76 %), die auch die größte Zahl der Patienten operiert hatten. Es folgten die Orthopäden mit 59 %, Allgemeinchirurgen mit 58 % und andere mit 56 %.

Tabelle 5. *Spätergebnisse von Operationen wegen Bandscheibenvorfall. (Berichte des Schrifttums.)*

Autor	Jahr	Zahl der Fälle[1]	Ergebnisse in %			Bemerkungen
			sehr gut und befriedigend	mäßig gebessert	unbefriedigend	
ALFRED	1951	130 (11%)[1]	87	—	13	Operierte nur Fälle mit radikulärer Symptomatik. 9% Nachoperationen[2], 5% bestätigte Rezidive in gleicher Höhe.
BARR	1947	114	73	—	27	Ohne gleichzeitige Wirbelversteifung.
		80	80	—	20	Mit gleichzeitiger Wirbelversteifung. 1 Fall mit tödlicher Lungenembolie. Eine Aufschlüsselung der Ergebnisse nach Rücken- und Beinbeschwerden zeigt, daß beide Operationsverfahren jedes dieser Syndrome günstig zu beeinflussen vermögen. Die Resultate lagen nach kombinierter Operation etwas günstiger.
BROWN u. PONT	1963	570	67	23	10	Bei 3% der Fälle fanden sich andere Ursachen für das klinische Bild.
BURNS und YOUNG	1947	310	80	11	9	Das Material umfaßte 12% Fälle mit reinem Wirbelsäulenlokalsyndrom, die auf konservative Behandlung nicht ansprachen. In dieser Gruppe fanden sich zu 92% ebenfalls eindeutige Bandscheibenvorfälle.
BUSCH u. Mitarb.	1950	758	90	—	10	Der Bericht behandelt ausschließlich operativ bestätigte Bandscheibenvorfälle. 1% Nachoperationen.
DECKER und SHAPIRO	1957	265 (15%)	92 (89%)	— —	8 (11%)	Nur Fälle mit radikulärer Symptomatik.
DIEMATH und HEPPNER	1958	85	73	19	8	
ECTORS	1949	100	92	—	8	
EYRE-BROOK	1952	116 (10%)	84	—	16	Nur Fälle mit radikulärer Symptomatik. Die Wurzelsymptome konnten bis auf 3% beseitigt werden. 2% bestätigte Rezidive in gleicher Höhe.
FALCONER u. Mitarb.	1948	100 (0%)	72	23	5	23% Fälle mit reinem Wirbelsäulenlokalsyndrom, die auf konservative Behandlung nicht ansprachen. 14% Nachoperationen, 8% bestätigte Rezidive in gleicher Höhe.
FRIBERG	1947/48	800	84	—	16	
GRANT	1946	229 (12%)	90	—	10	
GUILLAUME und JANNY	1953	1000 (6%)	85	8	7	Nur Fälle mit radikulärer Symptomatik. 5% Nachoperationen, 1% Rezidive in gleicher Höhe, 4% sekundäre Spanversteifungen.
GURDJIAN u. Mitarb.	1961	772	74	20	6	Fälle ohne gleichzeitige Versteifung.
		143	68	23	9	Fälle mit gleichzeitiger Versteifung. In beiden Serien insgesamt 71 Nachoperationen, davon 14 Rezidive in gleicher und 9 sog. Rezidive in anderer Höhe.
HANRAETS	1959	2000	70—82	—	18—30	Gesamtkrankengut.
	1959	200	50	25	15	Herniotomien.
	1959	200	77	14	9	Herniotomien und Revision sonstiger krankhafter Veränderungen (OVERHAUL).

Tabelle 5 (Fortsetzung).

Autor	Jahr	Zahl der Fälle[1]	Ergebnisse in %			Bemerkungen
			sehr gut und befriedigend	mäßig gebessert	unbefriedigend	
JAEGER	1951	92	80	20	—	
JOCHHEIM, LOEW u. RÜTT	1961	107	78	—	22	In der Gruppe „unbefriedigend" sind 13% klinische Rezidive enthalten, die vorwiegend Fälle betrafen, bei denen orthopädischerseits nur der Vorfall abgetragen, nicht aber der Zwischenwirbelspalt ausgeräumt wurde.
JUNGE	1951	150	88	—	12	
KNUTSON und WIBERG	1958	251 (13%)	95	—	5	Nur Fälle mit radikulärer Symptomatik. 7% Nachoperationen[2], 4% bestätigte Rezidive in gleicher Höhe.
KRAYENBÜHL bzw. WEBER	1950	459	79	11	10	11% Nachoperationen.
KRISCHEK	1955	114 (32%)	50	—	50	
KUHLENDAHL (s. LINDEMAN, K. u. KUHLENDAHL, 1953)	1953	200	90	—	10	3 Fälle mit nicht letalen Thrombo-Embolien. Keine Mortalität. 7% bestätigte Rezidive.
LENHARD (DANDYs Krankengut)	1947	483	83	—	17	Die Ergebnisse waren unabhängig davon, wie radikal die Zwischenwirbelscheibe ausgeräumt worden war. 2% Nachoperationen.
LOVE	1947	987	90	—	10	0,25% Mortalität. 5% Rezidive. 12% Kombination mit gleichzeitiger Wirbelversteifung.
O'CONNELL	1950	500	92	—	8	0,4% Mortalität. 2% Wundinfektionen, 2% bestätigte Rezidive in gleicher Höhe.
ODELL, RAMSEY und KEY	1950	310	90	10	—	
PENNYBACKER	1951	800	85	—	15	
POPPEN	1945	400	85	10	5	Keine Mortalität.
RAAF und BERGLUND	1949	160 (8%)	90	—	10	1/3 der Fälle mit Spanversteifung, ohne signifikante Unterschiede im Ergebnis. 5% Nachoperationen, 1% bestätigte Rezidive in gleicher Höhe.
RÖTTGEN	1951	150	78	18	4	10% Nachoperationen, 5% bestätigte Rezidive in gleicher Höhe.
Ross und JELSMA	1952	366 (0,5%)	82	15	3	0,26% Mortalität. 2% Nachoperationen, 0,5% bestätigte Rezidive in gleicher Höhe.
SENNING und SJÖQVIST	1947	400	79	12	9	6% Wurzeldurchschneidungen. 5% Nachoperationen, 4% bestätigte Rezidive in gleicher Höhe.
SHINNERS und HAMBY	1949	355	88	—	12	
SPURLING und GRANTHAM	1949	327 (9%)	79	13	8	Nur Fälle mit radikulärer Symptomatik. 6% Nachoperationen, 3% bestätigte Rezidive in gleicher Höhe.
WARIS	1948	374	91	—	9	Nur Fälle mit radikulärer Symptomatik. 2% Nachoperationen.
WITT	1954	167	87	—	13	46% vorher vergeblich mit Redressement in Narkose behandelt.

[1] Die in Klammern angegebenen Zahlen beziehen sich auf die operativ nicht bestätigten Fälle.
[2] Spanversteifungen werden jeweils gesondert erwähnt und fallen deshalb hier nicht unter den Begriff „Nachoperationen".

aufgenommen, die sich auf mehr als 80 Fälle beziehen. Ein Teil der Katamnesen ist meist durch persönliche Nachuntersuchungen der Autoren, ein weiterer Teil durch Fragebögen gewonnen worden. Beide Wege scheinen gleich zuverlässige Ergebnisse zu bringen. Daß die Gruppe der katamnestisch erfaßten Patienten einen repräsentativen Querschnitt der Gesamtergebnisse vermittelt, hatten J. Guillaume u. P. Janny (1953) an ihrem großen Krankengut überzeugend nachweisen können.

Für die Auswertung der Tabelle schien es uns wichtig, auch den Zeitpunkt der jeweiligen Veröffentlichung anzugeben. Hinter der Zahl der Fälle findet sich in Klammern, soweit dies aus den Arbeiten zu ersehen war, die Häufigkeit negativer Freilegungen, bei denen also eine überzeugende mechanische Ursache der Beschwerden nicht ermittelt werden konnte. Diese Zahl läßt zugleich gewisse Rückschlüsse auf die Diagnostik, Höhenlokalisation und Indikationsstellung innerhalb des jeweiligen Krankengutes zu. Sie liegt im Mittel um 10%, mit maximalen Streuwerten von 0% (M. A. Falconer u. Mitarb. 1948) und 32% (J. Krischeck 1955).

Die Spätergebnisse sind in den Veröffentlichungen unterschiedlich aufgeschlüsselt worden. Während einige Autoren sehr gute und befriedigende Resultate unbefriedigenden gegenüberstellten, haben andere noch eine Mittelgruppe mit mäßigen Besserungen eingefügt. Eine solche Zuordnung enthält notwendig zahlreiche subjektive Faktoren, die wir dadurch zu vermindern versuchten, daß wir bei der Eingruppierung eventuell vorhandene Angaben über Arbeitsfähigkeit u. dgl. berücksichtigt haben. Der Anteil sehr guter und befriedigender Ergebnisse ist im Mittel mit 80—90% angegeben. Die Streuung reicht von 50% (J. Krischek 1955) bis 95% (B. Knutson u. G. Wiberg 1958). Wenn man von der aus dem Rahmen fallenden Serie von Krischek absieht, liegen die unbefriedigenden Ergebnisse zumeist um 10%. Hier handelt es sich überwiegend um verbliebene Rückenbeschwerden, die auf eine Gefügelockerung im Bewegungssegment bezogen werden müssen. Wie zuvor schon ausgeführt (S. 170), wird dieser Schaden durch die Entfernung des Bandscheibenvorfalles nicht immer behoben. Zum wesentlich kleineren Teil sind auch fortbestehende oder neu aufgetretene Wurzelreizerscheinungen an dem unbefriedigenden Resultat beteiligt. Das geht auch aus der Zahl der Nachoperationen hervor, die bei 1% (E. Busch u. Mitarb. 1949) bis 14% (M. A. Falconer u. Mitarb.) der Fälle erforderlich wurden. Dabei fanden sich bis zu 8% (M. A. Falconer u. Mitarb. 1948) echte Rezidive in gleicher Höhe, während sicher manches angebliche Rezidiv auf einen zweiten Bandscheibenvorfall in anderer Höhe oder auf eine Fehldiagnose mit Übersehen eines andersartigen Krankheitsprozesses zu beziehen ist (J. G. Graf-Love u. M. H. Rivers 1962; M. Borroni u. G. Ciaramella 1963 u.a.).

Es ist bedeutsam und deckt sich mit den eigenen Beobachtungen, daß sowohl E. S. Gurdjian u. Mitarb. (1961) als auch H. A. Brown u. M. E. Pont (1963) wesentlich bessere Ergebnisse sahen, wenn es sich um bereits perforierte Bandscheibenvorfälle handelte (sehr gute und gute Ergebnisse 78 bzw. 77%) als wenn bei der Operation lediglich eine Bandscheibenprotrusion gefunden und ausgeräumt wurde (sehr gute und gute Ergebnisse nur 66 bzw. 57%). Wahrscheinlich ist das klinische Bild der letztgenannten Gruppe nicht nur von der Wurzelkompression, die durch die Operation beseitigt werden kann, sondern auch in stärkerem Maße von der Bandscheibendegeneration mit Gefügelockerung, Arthrose usw. geprägt, auf die der operative Eingriff verständlicherweise nur geringeren positiven Einfluß hat.

Über die Auswahl der Fälle und das hierbei maßgebliche klinische Bild waren nicht immer Angaben erhältlich. Von den meisten Autoren wurde ausschließlich oder nahezu ausschließlich nur bei radikulären Syndromen operiert. Ausnahmsweise ist auch bei reinen Wirbelsäulensyndromen die Operationsindikation bejaht worden (B. H. Burns u. R. H. Young 1947; M. A. Falconer u. Mitarb. 1948). Hier handelte es sich um konservativ auch auf die Dauer nicht zu beeinflussende Beschwerden. In solchen Fällen wurden dann fast durchweg Bandscheibenvorfälle gefunden.

Nahezu alle Autoren geben an, sie hätten erst dann die Anzeige zur operativen Wurzelentlastung für gegeben erachtet, wenn die Möglichkeiten konservativer Therapie ausgeschöpft waren. Einzelheiten über Art und Dauer dieser konservativen Maßnahmen sind allerdings nur ausnahmsweise mitgeteilt. Das mag häufig darin begründet sein, daß die Vorbehandlung nicht von den Autoren selbst geleitet wurde. Die radikulären Syndrome sind offenbar nicht immer nach Reizerscheinungen und Ausfällen unterteilt worden. Auch haben derartige klinische Befunde nicht regelmäßig die Indikation zu rascherem operativem Eingreifen beeinflußt. Nur hinsichtlich der Caudasyndrome herrscht Übereinstimmung, daß allein eine sofortige Freilegung einige Aussichten auf Restitution bietet. Eine abwartende Haltung, wie sie F. HEPPNER und O. MOSHAMMER (1956) einnahmen, wird mit Recht allgemein abgelehnt.

Die *Operationstechnik* ist in weitem Umfang abgewandelt worden. In der Anfangszeit wurde zumeist laminektomiert und hemilaminektomiert. Dies ist bei den weiter zurückliegenden Erfolgsberichten zu berücksichtigen. In dem Bestreben, den Eingriff möglichst klein zu gestalten, um die Statik nicht zu gefährden, haben sich später die meisten Autoren zu dem von J. G. LOVE (1938) angegebenen interlaminären Zugang bekannt. Dieser

bietet allerdings nur dann ausreichende Übersicht, wenn man den Eingriff in der von H. KUHLENDAHL u. a. empfohlenen Hock-Lagerung ausführt. Dabei werden die Beine unter den Leib gezogen. Das Becken ruht auf den in Knien und Hüften gebeugten unteren Extremitäten (Abb. 13). Die Wirbelsäule ist kyphosiert, und die Zwischenwirbellöcher klaffen weit.

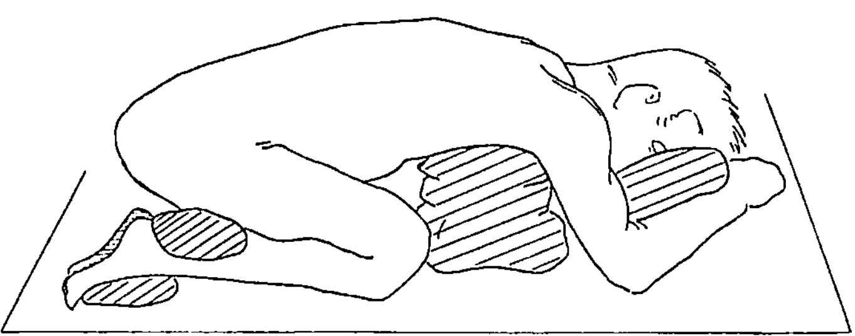

Abb. 13. Hocklagerung nach KUHLENDAHL.

Trotz der ventralen Lagerung wird das Abdomen nicht gedrückt, so daß die Atmung unbehindert bleibt und es zu keiner venösen Stauung kommt. R. C. L. ROBERTSON u. W. G. PEACHER (1945), H. KUHLENDAHL (1956) u. a. empfehlen außerdem, das Lig. flavum zu erhalten und nach Entfernen des Bandscheibenvorfalles zu nähen, um sekundären Verwachsungen der Wurzel vorzubeugen.

Beim Studium der genaueren Angaben über das operative Vorgehen fällt allerdings auf, daß besonders bei unbefriedigenden Befunden von den meisten Operateuren der Zugang durch Wegnahme von Wirbelbogenanteilen vergrößert wurde, so daß auch die angrenzenden Zwischenwirbelspalten und der Raum vor den Wirbelkörpern revidiert werden konnten. Bei zunächst negativer Exploration muß man immer an die Möglichkeit denken, daß ein Prolaps vom Zwischenwirbelspalt weg vor einen Wirbelkörper verlagert oder auch in den Duralsack hinein perforiert sein kann (F. MIKULA u. Mitarb. 1960; A. E. LYONS u. B. L. WISE 1961; P. TENG u. PAPATHEODORO 1964; R. A. SLATER u. Mitarb. 1965). Bei letzteren handelt es sich überwiegend um Fälle mit langer Anamnese und doppelseitiger Symptomatik. L. ECTORS (1949), E. BUSCH u Mitarb. (1949), A. STIMPEL (1949), F. JAEGER (1951), J. GUILLAUME u. P. JANNY (1953), H. KUHLENDAHL (1956), P. R. M. J. HANRAETS (1959) u. v. a. fordern bei negativem Befund darüber hinaus auch die Wegnahme des Knochens über dem Canalis intervertebralis bis zum Spinalganglion hin, weil nur dadurch ein Vorfall, der sich weit lateral in diesen Kanal hinein entwickelt hat, entdeckt und beseitigt werden kann. Die Entfernung von Bogenanteilen, eines ganzen Wirbelbogens und selbst das Opfern eines Wirbelgelenkes sind für den Operationserfolg weit weniger entscheidend als das Übersehen eines atypisch gelegenen Bandscheibenvorfalles. Dies ergibt sich auch aus dem Vergleich der Katamnesen nach verschiedenartigen Operationen (W. WARIS 1949; K. A. JOCHHEIM, F. LOEW u. A. RÜTT 1961). Selbst nach ausgedehnten Laminektomien und nach Zerstörung eines Wirbelgelenkes ist die Häufigkeit lokaler Rückenbeschwerden nur wenig erhöht. Manche Autoren haben auch bei positivem Befund häufig sowohl die Spalten L 4/L 5 als auch

L 5/S 1 kontrolliert, weil das Vorhandensein eines zweiten Prolapses weder klinisch noch röntgenologisch sicher ausgeschlossen werden kann (W. E. Dandy 1943; A. L. Eyre-Brook 1952; P. Ross u. F. Jelsma 1952).

Der von J. D. Lane u. E. S. Moore (1948) vorgeschlagene transperitoneale Zugang zur Bandscheibe von der Ventralseite der Wirbelsäule her hat mit Recht keine Anhänger gefunden. Gegen dieses Vorgehen sprechen die Größe des Eingriffes und das Fehlen eines Einblickes in die Beziehungen zwischen Bandscheibenvorfall und Wurzeln.

Unabhängig von der Art des Zuganges ergeben sich auch Unterschiede hinsichtlich des Ausmaßes, in dem die erkrankte Zwischenwirbelscheibe ausgeräumt wurde. Während W. E. Dandy (1943) zunehmend die Tendenz vertrat, nicht nur nekrotisches Bandscheibengewebe auszulöffeln, sondern nach Möglichkeit die ganze Zwischenwirbelscheibe zu entfernen, haben andere Autoren wie S. Friberg (1947) lediglich den Vorfall abgetragen, ohne das Innere der Bandscheibe anzutasten. Die Mehrzahl der Autoren tritt für eine mittlere Linie ein und kürretiert „ohne Fanatismus", wie E. Busch u. Mitarb. (1950) dies treffend formuliert haben. In gleicher Weise wird auch bei einfachen Protrusionen und bei Erweichungen (concealed discs) der Bandscheibe vorgegangen. Nur wenige Operateure wie beispielsweise F. Jaeger (1951) befürworten bei solchen Befunden einen Wundverschluß ohne Entfernen des degenerierten Bandscheibenmaterials.

In der Anfangszeit wurde bei negativen Befunden häufig die maßgebliche Wurzel durchschnitten (T. Alajouanine u. R. Thurel 1947; A. Senning u. O. Sjöqvist 1947; Decoulx u. E. Soulary 1948; D. H. Echols u. F. C. Rehfeldt 1949; J. A. Sicard u. A. Leca 1954), ohne daß allerdings, wie A. Senning u. O. Sjöqvist gezeigt haben, das Ergebnis eindeutig günstiger ausgefallen wäre. Mit Verbesserung von Indikation und Operationstechnik sind Freilegungen ohne entsprechenden Befund so selten geworden, daß auch aus diesem Grund die Wurzeldurchschneidung nicht mehr zu erörtern ist. Hypertrophie des Lig. flavum, Erweiterung bzw. Stauung von Venen, Wurzelverdickungen u. dgl. sind in den meisten Fällen Verlegenheitsbefunde, die dann als Erklärung für die Symptomatik herangezogen werden, wenn ein Bandscheibenvorfall oder eine andere überzeugende Ursache bei der Operation nicht gefunden wurde. Besonders der sog. Hypertrophie des gelben Bandes ist viel Aufmerksamkeit geschenkt worden (A. K. Adson 1940, R. Malmros 1942, F. Albert 1953 u. a.). Wenn man berücksichtigt, daß die physiologische Dicke des Lig. flavum im Lumbosacralbereich zwischen 2 mm und mehr als 7 mm schwankt (R. G. Spurling, Mayfeld und Rogers 1937; Horwitz 1939; O. Veraguth und C. Braendli 1948), so erscheinen die angeblich pathologischen Operationsbefunde wenig überzeugend. Eine Besserung des klinischen Bildes nach Resektion des gelben Bandes beweist nicht dessen ursächliche Bedeutung, da durch einen solchen Eingriff eine gewisse Wurzelentlastung herbeigeführt wird.

Wenn trotz der operativen Wurzelentlastung unbeeinflußbare Schmerzen zurückblieben, ist in Einzelfällen versucht worden, durch Chordotomie, ja sogar durch Leukotomie Schmerzfreiheit zu erreichen (L. A. Titrud 1957). Eine solche Indikation sollte zweifellos nur mit äußerster Zurückhaltung gestellt werden, zumal unerwünschte Nebenerscheinungen bei diesen Eingriffen gar nicht selten zu verzeichnen sind.

Ernsthafte *Komplikationen der typischen Bandscheibenoperation* sind nur selten beschrieben worden. Die Mortalität liegt, sofern überhaupt Todesfälle vorkamen, nicht über 0,3 % [J. C. Love (1947) 0,25 %; J. E. A. O'Connell (1950) 0,24 %; G. Weber (1950) 0,3 %; P. Ross u. F. Jelsma (1952) 0,26 %]. Die meisten Serien enthalten keine Todesfälle. Unter den nicht tödlichen Komplikationen stehen Thrombosen und Embolien an erster Stelle [G. Weber (1950) 1,0 %; H. Kuhlendahl (1953) 1,5 %; F. Knutsson u. G. Wiberg (1958) 1,1 %]. Vereinzelt ist über postoperative Spondylitis (C. R. Sullivan, W. H. Bickel u. M. I. Svien 1958; G. Weber 1959) sowie über aseptische Wirbelkörpernekrosen (K. H. Kley 1957; F. C. Schultz 1958; W. B. Stern u. P. H. Chrandall 1959) berichtet worden, die in eine Blockwirbelbildung ausmünden können (L. E. Geiger

u. McGILL 1961). Schließlich muß auf die Möglichkeit hingewiesen werden, bei forcierter Kürettage der Bandscheibe ventral den Anulus fibrosus zu durchstoßen und die großen abdominellen Gefäße zu verletzen (G. WEBER 1950; M. E. LEAVENS u. F. K. BRADFORD 1953; D. G. FREEMAN 1961; CH. A. HUFNAGEL 1961; K. A. SOLONEN 1964; O. P. BOYD u. G. F. FARHA 1965). Bei diesem extrem seltenen und bei entsprechender Vorsicht vermeidbaren Vorkommnis kann die sofortige Laparotomie und Gefäßnaht lebensrettend sein. Die Häufigkeit leichterer Wundheilungsstörungen entspricht den allgemein bei aspetischen Eingriffen gegebenen Verhältnissen.

e) Nachbehandlung und Rehabilitation.

Die Probleme der Nachbehandlung sind in den meisten Veröffentlichungen verhältnismäßig stiefmütterlich behandelt worden. Die an sich zahlreichen Empfehlungen zur Anwendung physikalischer Methoden betreffen meist das akute Schmerzstadium und sind somit Teil der konservativen Behandlung des akuten Stadiums der Lumbago und der Wurzelkompression. Wir verweisen diesbezüglich auf S. 195. Folgende Autoren haben speziell auf die Bedeutung der Nachbehandlung hingewiesen: E. GRABKA 1950, CH. DÜLTGEN 1952, E. WEBER 1952, H. KESSLER 1955, H. HELMRICH 1959. Aufgabe der Nachbehandlung ist es, durch vorsichtig gesteigerte Übungen die geschwächte Rückenmuskulatur zu kräftigen, normale statische Verhältnisse wiederherzustellen, die meist noch überdauernden vegetativen Reizerscheinungen zu beseitigen und die Rückbildung radikulärer Ausfälle zu fördern. Es ist dabei — wenn man von der besonders zu besprechenden postoperativen Nachbehandlung absieht — nur von untergeordneter Bedeutung, welche Behandlungsstufe zum Abklingen der akuten Erscheinungen geführt hatte. Unterschiedliche Gesichtspunkte ergeben sich lediglich, wenn nach konservativer Therapie unter der Nachbehandlung erneut radikuläre Symptome auftreten. In solchen Fällen gelten die gleichen Richtlinien wie bei frischen Erkrankungen. Wegen dieser Rezidivgefahr ist es besonders wichtig, die Belastungen in der Anfangszeit nur vorsichtig zu steigern.

Die *Kräftigung des Muskelkorsetts* beginnt am besten mit isometrischen Spannungsübungen, unter Anleitung einer geschulten Krankengymnastin. Die wechselnde Anspannung der Rückenmuskulatur soll zunächst ohne sichtbaren Bewegungsausschlag erfolgen. In der nächsten Phase werden in Bauchlage erst das eine, dann das andere Bein und schließlich beide Beine gegen die Unterlage gepreßt, um auch die Bauchmuskulatur und den M. iliopsoas durch die Übungsbehandlung zu erfassen. In der Folge werden die ausgestreckten Arme in die Spannungsübungen einbezogen und zuletzt die Gesäßmuskeln und die kleinen Beckenmuskeln gegen Widerstand gekräftigt. Die gleichen Spannungsübungen gegen die Unterlage werden dann in Rückenlage durchgeführt. Wird zu isotonischen Übungen mit sichtbarem Bewegungsausschlag übergegangen, dann sollte, wenn die äußeren Möglichkeiten gegeben sind, das Bewegungsbad verwendet werden, das die Vorteile der gleichmäßigen Durchwärmung und Lockerung bei einer Wassertemperatur von 32° mit der durch das archimedische Prinzip bedingten Eigengewichtsentlastung verbindet. Schwimmübungen aus der Rückenlage werden von den Kranken im allgemeinen bevorzugt. Aber auch außerhalb des Bewegungsbades können die notwendigen Maßnahmen der stufenweisen Belastung der Wirbelsäule auf einer am Boden liegenden Matte, beim Hängen an Ringen oder an der Sprossenwand mit schräg eingehängten Schwebebalken individuell dosiert werden.

Zur Behandlung lokaler vegetativer Reizerscheinungen und muskulärer Verspannungen, die als Störungsfaktoren in der Phase der krankengymnastischen Therapie eine erhebliche Rolle spielen, erscheint es vielfach zweckmäßig, die schon während der Bettruhe begonnene analgetische Behandlung mit Salicyl, Pyramidon und Butazolidin-Körpern in freier Kombination mit Neuroplegica wie etwa Phenothiazinen, Reserpin, Meprobamat, Librium u. dgl. fortzusetzen. Nach vorausgegangener Durchwärmung sollten spezielle Formen der

Massage in erster Linie die Beine berücksichtigen, um die Nachwirkungen der Wurzel-reizerscheinungen, vor allem hartnäckige Myogelosen, rascher abklingen zu lassen. Massagen der Lumbalregion wirken sich häufig ungünstig aus, weil sie die ohnehin vorhandenen Verspannungen reflektorisch verstärken können. *Bei verbliebenen Paresen* ist tunlichst der Muskel zu kräftigen. Der totale Ausfall eines Muskels verlangt die *Elektrotherapie* mit galvanischem oder Exponentialstrom. Ausgesprochene Lähmungen im Bereich der Fußheber benötigen oft viele Monate zur Rückbildung, zuweilen handelt es sich auch um dauerhafte Defekte. Die *Versorgung mit orthopädischem Schuhwerk* unter Verwendung des Heidelberger Winkels vermag in solchen Fällen die Funktionsstörung weitgehend auszugleichen und dadurch die Arbeitsfähigkeit wiederherzustellen.

Bei der postoperativen Nachbehandlung muß berücksichtigt werden, daß die Muskulatur im Operationsbereich abgelöst und damit in ihrer Innervation geschädigt worden ist (J. A. Aguilar 1963). Außerdem ist die Stabilität des betroffenen Bewegungssegmentes durch Incision des Längsbandes und Ausräumen der Bandscheibe beeinträchtigt. Eine wenigstens 14tägige Bettruhe ist nach unseren Erfahrungen erforderlich, um die Voraussetzungen für eine anatomisch richtige, ausreichend stabile Verbindung von Muskulatur, Knochen und Bandapparat zu ermöglichen.

Während dieser anfangs notwendigen Ruhigstellung des operierten Wirbelsäulenabschnittes sollte aber schon vom ersten postoperativen Tag an damit begonnen werden, den übrigen Bewegungsapparat krankengymnastisch zu üben und damit in die Lage zu versetzen, eine eventuell länger anhaltende Instabilität der Lendenwirbelsäule auszugleichen.

Das Übungsprogramm beginnt mit Lockerungsübungen und baut über isometrische Spannungsübungen bis zu den sog. „Komplexbewegungen" auf (monographische Darstellung von M. Knott u. D. E. Voss 1962). Die Endergebnisse der operativen Therapie sind wesentlich besser, wenn eine sinnvoll gestaltete Nachbehandlung durchgeführt wird (J. W. Hansen 1964).

Zweifellos ist ein gut ausgebildetes Muskelkorsett, dessen Kräftigung durch die kurz erläuterten krankengymnastischen Behandlungsmethoden sicherlich begünstigt wird, eine wichtige Voraussetzung, um die Schwäche im Knorpel- und Bandapparat der Wirbelsäule auszugleichen. Da diese Kräftigung Wochen und Monate, manchmal sogar einige Jahre beansprucht, wird man in Einzelfällen gezwungen sein, zunächst stabilisierende Maßnahmen äußerer Art anzuwenden und die Patienten mit einem Drellmieder mit oder ohne Pelotte zu versorgen, damit die notwendige statische Belastbarkeit für berufliche Aufgaben frühzeitig erreicht wird. Ein derartiges Mieder soll grundsätzlich nur als Übergangshilfe verordnet werden. Auch die Entwöhnung stellt eine gezielte ärztliche Maßnahme dar und darf keinesfalls dem Belieben des Patienten überlassen bleiben (s. S. 199). Nur auf diese Weise sind die ungünstigen psychologischen Rückwirkungen der Miederversorgung weitgehend vermeidbar (E. Güntz 1958; P. R. M. J. Hanraets 1959).

Die *Behandlung der Blasenstörungen nach Caudasyndromen* verlangt spezielle Kenntnisse. In der Regel handelt es sich hier um eine atonische Blase, die durch eine völlige Harnverhaltung gekennzeichnet ist. In den ersten 2 Wochen muß die Blase dreimal täglich durch Katheter entleert werden, um eine Überdehnung der Wand zu vermeiden. Gelingt nach diesem Zeitraum auch unter Doryl und manueller Expression die Spontanentleerung noch nicht, so wird man sich häufig, auch aus Gründen der pflegerischen Vereinfachung, zum Anlegen eines Dauerkatheters entschließen. Dieser muß abgestöpselt sein und darf nur in Intervallen von mehreren Stunden zur Urinentleerung freigegeben werden, da sich sonst eine Schrumpfblase ausbildet. Manchmal empfiehlt es sich, für einige Stunden ein Blasenspülgerät nach Art der Tidal-Drainage anzuschließen. Die so gesetzten Dehnungs- und Entleerungsreize fördern die Ausbildung von Detrusorkontraktionen, so daß sich schließlich ein Blasenautomatismus ausbildet, der eine regelmäßige und ausreichende Entleerung ohne Katheter ermöglicht. Bei sorgfältiger Technik und

Pflege sind Harninfektionen sehr viel seltener geworden. Treten sie trotzdem auf, so ist nach bakteriologischer Erreger- und Resistenzbestimmung eine gezielte örtliche und allgemeine antibiotische Therapie notwendig. Einen Überblick über die Therapie der Blasenstörungen haben H. WAHLE und W. BISCHOF (1961) sowie P. J. SCOTT (1965) gegeben.

Die *Darmentleerung* spielt sich in der Regel verhältnismäßig bald spontan wieder ein. Manuelle Ausräumung kann in Einzelfällen während der Anfangszeit erforderlich werden. Meist genügt aber eine medikamentöse Nachhilfe mit leichten Abführmitteln, wobei sich am besten Präparate bewährt haben, die über eine Vermehrung des Darminhaltes oder als Kontaktlaxantien die Peristaltik anregen.

3. Zusammenfassende Besprechung der Behandlungsstufen.

a) Der Behandlungsweg beim Wirbelsäulenlokalsyndrom.

Die einfache Lumbago wird überwiegend mit den Mitteln der *unspezifischen Allgemeinbehandlung* in kurzer Zeit beseitigt. Hierzu gehören örtliche Wärmeanwendungen, die Verordnung analgetisch-antiphlogistisch wirkender Medikamente und manchmal auch kurzfristige Bettruhe. Sprechen die Beschwerden nicht innerhalb weniger Tage auf diese Behandlung an, dann folgt zunächst *strenge Bettruhe*, wobei man es von dem Wohlbefinden des Patienten abhängig machen sollte, ob eine *Flachlagerung* und damit Lordosestellung der Wirbelsäule oder eine Kyphosierung im leicht zu improvisierenden *Stufenbett* (s. Abb. 10) zu bevorzugen ist. Gleichzeitig können die Methoden der unspezifischen Allgemeinbehandlung mit Nutzen fortgesetzt werden. Die Lagerungsbehandlung ist allerdings konsequent durchzuführen. Selbst flüchtige Unterbrechungen, sei es durch den Gang zum Bad oder zur Toilette, können den Heilverlauf empfindlich stören.

Als nächste Stufe ist die *Dauerextension* zu nennen, die dann angezeigt ist, wenn die einfacheren Entlastungsmaßnahmen nicht innerhalb von 2—3 Wochen zum Ziel führten. Als besonders geeignet hat sich uns das Schlittenextensionsbett nach K. DAUBENSPECK (1957) (Abb. 12) bewährt.

Versagt auch die Dauerextension, so ist der Versuch eines *Redressement in Narkose* gerechtfertigt, ganz besonders dann, wenn eine deutliche Skoliose fortbesteht. Bleibt auch nach diesem Eingriff, dessen Belastung für den Patienten dem einer mittelschweren Operation gleichkommt, der Erfolg aus, so wird man sich in Einzelfällen, vor allem wenn myelographisch ein Bandscheibenvorfall nachgewiesen werden kann, auch ohne Wurzelsymptomatik zur *operativen Revision* der in Betracht kommenden Bandscheiben entschließen müssen. Voraussetzung ist selbstverständlich, daß auch im weiteren Verlauf immer wieder das Beschwerdebild und die Funktionsstörung der Wirbelsäule übereinstimmen. Eine psychogene Ausgestaltung des Krankheitsbildes verpflichtet zu besonderer Zurückhaltung gegenüber operativen Eingriffen.

Die *Spanversteifung* des erkrankten Wirbelsäulenabschnittes, die als letzte Therapiestufe übrigbleibt, ist *für die Behandlung von Bandscheibenvorfällen ungeeignet*. Der Eingriff setzt voraus, daß ein Vorfall ausgeschlossen oder schon vorher operativ beseitigt worden ist. Er ist ferner nur dann angezeigt, wenn eine ausgiebige Nachbehandlung mit Kräftigung des Muskelkorsetts nicht imstande war, Gefügelockerung und Rückenbeschwerden auszugleichen. Von den verschiedenen Methoden haben sich die Originalverfahren nach F. H. ALBEE (1911), R. HIBBS (1911) und A. HENLE (1927) weniger gut bewährt. Ausreichende Stabilität läßt sich hingegen mit dem sog. Wäscheklammerspan oder H-Span nach M. BOSWORTH (1945) und dessen Modifikationen erreichen. Auch das Verkeilen des Intervertebralspaltes nach R. B. CLOWARD (1953) vermag zuverlässige Ergebnisse zu bringen, verlangt allerdings besondere operativtechnische Sorgfalt.

b) Der Behandlungsweg bei leichteren radikulären Reiz- und Ausfallserscheinungen.

Die *Möglichkeiten der unspezifischen Allgemeinbehandlung* reichen bei derartigen Krankheitsbildern im allgemeinen nicht aus, um die Wurzelkompression rasch zu beseitigen und einer Verschlimmerung vorzubeugen. Sie sollten deshalb nur als Unter-

stützungsmaßnahme die erforderliche Ruhigstellung und Entlastung der Wirbelsäule er-
gänzen, die oft schon durch einfache *Bettruhe* erreicht wird. Zuverlässiger und rascher
führt allerdings die *spezielle Lagerung* zur Beseitigung des radikulären Schmerzes, wobei
— wie schon wiederholt betont — es nicht von der „Weltanschauung" des Arztes, sondern
von den Beschwerden des Patienten abhängen sollte, ob eine Flachlagerung oder eine
Stufenlagerung bevorzugt wird. Verschwinden die radikulären Beschwerden bei Kyphosierung, so etwa im Sitzen, dann ist das Stufenbett angezeigt; bringt eine Lordosehaltung
Entlastung, so ist das flache Liegen auf harter Unterlage zweckmäßiger.

Wenn nicht bereits innerhalb weniger Tage eine deutliche Besserung einsetzt, so
sollte man nicht zögern, als nächste Behandlungsstufe die *Dauerextension* anzuschließen,
die im allgemeinen nur unter klinischen Pflegebedingungen durchführbar ist. Trotzt der
radikuläre Schmerz auch dieser Maßnahme, so ist weiteres Zuwarten zwecklos. Die
Therapie der Wahl ist dann die *operative Wurzelentlastung* durch Entfernung des Bandscheibenvorfalles. Allerdings sprechen etwa 80 % der Fälle auf die gezielte konservative
Therapie an, so daß nur bei jedem fünften klinisch behandelten Patienten mit leichteren
radikulären Reiz- und Ausfallserscheinungen eine Operation notwendig wird.

c) Der Behandlungsweg bei erheblicheren motorischen Wurzelausfällen und Caudasyndromen.

Während unter den leichten Wurzelausfällen vorwiegend Sensibilitätsstörungen und
funktionell unbedeutende Paresen der Zehenbeuger und -strecker zu verstehen sind, ist
die Lähmung der Extensoren oder der Flexoren am Unterschenkel bereits als Alarmzeichen
zu werten, das ohne Verzug zur diagnostischen Klärung und zur anschließenden Operation
zwingt. Die sonst vor operativen Eingriffen bei Bandscheibenvorfällen in der Regel
geforderte konservative Vorbehandlung ist dann nicht nur zwecklos, sondern muß auch
im Hinblick auf die schlechten Rückbildungsaussichten als Kunstfehler gewertet werden.
Dies gilt nicht nur für plötzlich einsetzende radikuläre Ausfälle, sondern auch für die
sich allmählich, in wenigen Tagen, entwickelnden Paresen, deren Progredienz und Prognose vom richtig gewählten Operationszeitpunkt abhängig sind. Die volle Ausprägung
eines Caudasyndroms sollte möglichst nicht erst abgewartet werden.

Daß beim Bandscheibenmassenprolaps mit akutem Caudasyndrom unverzüglich operiert werden muß, wurde bereits auf S. 188 begründet. Eile ist aber auch dann geboten,
wenn durch die Perforation eines Prolapses kein vollständiges Caudasyndrom, sondern
ein akuter Funktionsverlust von nur einer oder wenigen Wurzeln verursacht wird, kennt-
lich an dem Verschwinden des Schmerzes und dem Auftreten der Parese. Auch hier kann
nur bei frühzeitiger Operation mit einer Funktionswiederkehr gerechnet werden (K.
Nittner 1963). Ist der Ausfall der motorischen Funktion der betroffenen Wurzel nicht
vollständig, so stehen für Diagnostik und operative Therapie zwar etwas mehr Zeit zur
Verfügung, doch vermindern sich auch bei diesen Fällen die Aussichten auf Restitution
mit der Dauer der Wurzelschädigung (C. Arseni u. Mitarb. 1959).

d) Die Nachbehandlung.

Unabhängig von der Therapieform, die zur Beseitigung der akuten Erscheinungen
geführt hat, sind anschließend Maßnahmen zur Kräftigung des Muskelkorsetts erforderlich.
Die Versorgung mit Stützmiedern ist nur als Übergangshilfe gerechtfertigt, bis die Gefügelockerung durch die gekräftigte Rückenmuskulatur kompensiert ist. Auf die Notwendigkeit fachgerechter Behandlung eventueller Lähmungen und Blasen-Mastdarmstörungen
sei hingewiesen.

VIII. Sozialmedizinische Probleme.

Der zunehmende Ausbau der sozialen Sicherung mit den Zweigen der gesetzlichen
Unfall- und Rentenversicherung und dem erheblich erweiterten System öffentlicher
Fürsorge hat zur Folge, daß auch bei lumbalen Bandscheibenschäden die Ärzte gut-

achtlich tätig werden müssen. Diese Aufgabe umfaßt die Beurteilung der Arbeitsfähigkeit und der verbliebenen Leistungskraft für den bisherigen Beruf, gegebenenfalls Anregungen für einen erforderlich werdenden Berufswechsel und dazu notwendige berufliche Bildungsmaßnahmen. Außerdem kann dem Gutachter die Frage des Kausalzusammenhanges beispielsweise mit Kriegseinflüssen, Unfallereignissen und besonderen beruflichen Belastungen gestellt werden.

Die hier erwähnten Punkte sollen im folgenden besprochen werden, wobei aus verständlichen Gründen die versicherungsrechtlichen Besonderheiten in der Bundesrepublik Deutschland näher beleuchtet werden.

1. Die Beurteilung der Arbeitsfähigkeit.

Akute Auswirkungen lumbaler Bandscheibenschäden nach Art des Lumbago oder von Wurzelkompressionssyndromen stellen meist einen Krankheitszustand im versicherungsrechtlichen Sinne dar. Nach der in der Bundesrepublik Deutschland heute noch gültigen Formulierung des Reichsversicherungsamtes vom 30. 11. 1928 liegt Krankheit im Sinne der Reichsversicherungsordnung (RVO) vor, wenn ein „regelwidriger körperlicher oder geistiger Zustand, dessen Eintritt entweder lediglich die Notwendigkeit der Heilbehandlung oder zugleich oder ausschließlich die Arbeitsunfähigkeit zur Folge hat", besteht. Bleibende Arbeitsunfähigkeit, die sich ja nicht auf den speziellen Beruf, sondern auf den allgemeinen Arbeitsmarkt bezieht, wird durch lumbale Bandscheibenschäden in der Regel nicht begründet. Gewisse Restbeschwerden, die nach Beendigung des Heilverfahrens zurückbleiben können, vermögen allenfalls die Wiederaufnahme des früheren Berufes zu erschweren. Diese Schwierigkeiten müssen, sofern die Vermittlungsfähigkeit — in diesem Begriff ist auch die Arbeitswilligkeit des Behinderten eingeschlossen — bejaht wird, von den örtlichen Arbeitsämtern überwunden werden. Wenn also jemand nach Abschluß der Behandlung als arbeits- und vermittlungsfähig beurteilt wird, seinen früheren Beruf nicht wieder ausüben kann und einen neuen Arbeitsplatz noch nicht gefunden hat, so stehen ihm in der Regel Leistungen der Bundesanstalt für Arbeitsvermittlung und Arbeitslosenversicherung zu. Ob Arbeitsfähigkeit und Vermittlungsfähigkeit gegeben sind, entscheiden die Haus- und Vertrauensärzte bzw. der ärztliche Dienst der Arbeitsverwaltung. Kriterien für diese Beurteilungen bilden in erster Linie die Fehlhaltungen der Wirbelsäule, typische Schonhaltungen zur Vermeidung erneuten Wurzelkontaktes, auf den glaubhaft geschilderte radikuläre Schmerzen hinweisen. Weder bescheidene neurologische Ausfälle noch uncharakteristische Rückenbeschwerden rechtfertigen für sich allein eine weitere Krankschreibung, da sie belanglose Folgen der abgeklungenen Wurzelkompression und Begleitsymptome einer oft über Jahre fortbestehenden Gefügelockerung sind. Am wenigsten vermag der Röntgenbefund zu der gutachtlichen Entscheidung beizutragen, da er — nach einer Formulierung von F. Reischauer — einem Denkmal abgelaufener Bandscheibenschäden entspricht und nichts über Behandlungsbedürftigkeit und berufliche Behinderung aussagt.

2. Die Beurteilung der Berufs- und Erwerbsfähigkeit.

Während in der Bundesrepublik Deutschland bis zum Inkrafttreten der Rentenversicherungsneuregelungsgesetze (1957) lediglich der Invaliditätsgrad auf dem allgemeinen Arbeitsmarkt beurteilt werden mußte, ist seitdem auch für die Arbeiter die Berufs- und Erwerbsfähigkeit Gegenstand ärztlicher Begutachtung. Berufsunfähigkeit liegt dann vor, wenn die Erwerbsfähigkeit des Versicherten „infolge von Krankheit oder anderen Gebrechen oder Schwäche seiner körperlichen oder geistigen Kräfte auf weniger als die Hälfte derjenigen eines körperlich und geistig gesunden Versicherten mit ähnlicher Ausbildung und gleichwertigen Kenntnissen und Fähigkeiten herabgesunken ist. Der Kreis der Tätigkeiten, nach denen die Erwerbsfähigkeit eines Versicherten zu beurteilen ist, umfaßt alle Tätigkeiten, die seinen Kräften und Fähigkeiten entsprechen und ihm unter Berücksichtigung der Dauer und des Umfangs seiner Ausbildung sowie seines bisherigen Berufs und der besonderen Anforderungen seiner bisherigen Berufstätigkeit zugemutet werden können. Zumutbar ist stets eine Tätigkeit, für die der Versicherte durch Maßnahmen zur Erhaltung, Besserung oder Wiederherstellung der Erwerbsfähigkeit mit Erfolg ausgebildet oder umgeschult worden ist" (Auszug aus § 1246 ARVNG, § 23 ANVNG, § 46 KNVNG).

„Erwerbsunfähig ist der Versicherte, der infolge von Krankheit oder anderen Gebrechen oder von Schwäche seiner körperlichen und geistigen Kräfte auf nicht absehbare Zeit eine Erwerbstätigkeit in gewisser Regelmäßigkeit nicht mehr ausüben oder nicht mehr als nur geringfügige Einkünfte durch Erwerbstätigkeit erzielen kann" (Auszug aus § 1247 ARVNG, § 24 ANVNG, § 47 KNVNG).

Erwerbsunfähigkeit sowie Invalidität nach altem Recht sind kaum je durch Bandscheibenerkrankungen allein begründet gewesen (A. Lob 1954; K. A. Jochheim 1958; K. A. Jochheim, F. Loew u. A. Rütt 1961).

Für die Beurteilung der Berufsfähigkeit ist neben eventuell verbliebenen Funktionsstörungen die Art der beruflichen Belastung ausschlaggebend. J. Brocher hat 1957 aus Schrifttum und eigenen Erfahrungen die Rangordnung der Berufe bezüglich der Belastung der Wirbelsäule wie folgt zusammengestellt:

Am ungünstigsten wirken sich Bandscheibenleiden bei Arbeitern in der Schwerindustrie aus. Es folgen Bergbau und Baugewerbe, ferner Waldarbeiter, Klempner, Schlachter, Turnlehrer und Krankenpflegepersonal. Aus diesen Gruppen beobachtet man nicht selten eine Abwanderung in körperlich leichtere Tätigkeiten. So verminderte sich die Zahl der körperlich schwer Arbeitenden im Krankengut von K. A. Jochheim, F. Loew u. A. Rütt (1961) von 16% vor der Erkrankung auf 9% nachher. Entsprechend stieg die Gruppe der leichten körperlichen Arbeiten und diejenige der sitzenden Tätigkeiten von 12 auf 23%. Der Wechsel wurde vorwiegend bei Männern in der Altersgruppe von 41 bis 50 Jahren vollzogen.

Es liegt zweifellos im wohlverstandenen Interesse der Patienten wie auch der Rentenversicherungsträger, dem erhöhten Krankheitsrisiko und der Beeinträchtigung der beruflichen Leistungsfähigkeit innerhalb der vorhin genannten Berufskategorien dadurch auszuweichen, daß frühzeitig die Möglichkeiten eines sinnvollen Arbeitsplatzwechsels, wenn erforderlich nach vorherigen *Anlern- und Umschulungsmaßnahmen*, geöffnet werden. Die zur Zeit noch bevorzugten *Vorsorge- und Heilkuren* gehen am eigentlichen Problem vorbei. Wirksamer wären die in den Neuregelungsgesetzen vorgesehenen *Berufsförderungsmaßnahmen* (§ 1237 ARVNG, § 14 ANVNG), von denen leider noch viel zu wenig Gebrauch gemacht wird. Diese als Regelleistung zu gewährenden Hilfen scheinen den medizinischen Gutachtern noch weitgehend unbekannt zu sein. Auch in dem vom Verband deutscher Rentenversicherungsträger im Jahre 1959 herausgegebenen Leitfaden ist bei der Besprechung der Bandscheibenerkrankung ein entsprechender Hinweis nicht zu finden. Mit Hilfe dieser Maßnahmen lassen sich in den meisten Fällen Berufsunfähigkeitsrenten vermeiden, die, wenn sie zunächst auch nur vorübergehend gewährt werden, nur selten wieder zu entziehen sind. Eine ungünstige psychologische Rückwirkung, wie sie bei Rentengewährung kaum je ausbleibt, ist bei Inanspruchnahme des *Übergangsgeldes* nicht zu erwarten, obwohl auch dieses die sozialen Sorgen während der Durchführung des Heilverfahrens und der Berufsförderungsmaßnahmen zu bannen vermag. Bei der Vielfalt der Berufszweige in einer modernen Volkswirtschaft ist es bei entsprechender Unterstützung durch die Berufsberater, Sonderberater, Vermittler und Schwerbeschädigtenvermittler der Arbeitsämter zumindest in industriellen Bezirken in jedem Fall möglich, dem Arbeitswilligen einen seiner Leistungsfähigkeit angepaßten, ausreichend bezahlten Arbeitsplatz zu beschaffen. Die sog. Versehrtenberufe wie Bote, Pförtner und Telephonist, auf die aus Unkenntnis oder Gedankenlosigkeit oft verwiesen wird, erschöpfen bei weitem nicht die tatsächlich vorhandenen Möglichkeiten.

Als *Kriterien der Beeinträchtigung für den Beruf* bieten sich dem Gutachter sowohl die Auswirkungen des Bandscheibenschadens auf die Wurzeln wie auch die lokalen Wirbelsäulensymptome.

Von den *Wurzelsymptomen* sind motorische Ausfälle nur dann für die abstrakte Erwerbsminderung und den zukünftigen beruflichen Einsatz von Bedeutung, wenn sie die Kraftleistung der unteren Gliedmaßen meßbar beeinträchtigen. In erster Linie sind hier die Defektsyndrome nach zu spät operierter Caudakompression zu nennen. In solchen Fällen sind als erschwerend meist auch noch Blasen- und Mastdarmstörungen zu berücksichtigen. Isolierte Extensorenparesen lassen sich durch entsprechende orthopädische Versorgung verhältnismäßig gut ausgleichen, so daß sie nur bei schwerer körperlicher Arbeit und bei Tätigkeiten, die mit Gehen auf unebenem Boden verbunden sind (beispielsweise in der Landwirtschaft), hinderlich sind. Paresen kleinerer Muskeln, verbliebene Sensibilitäts- und Reflexstörungen sowie vegetative Phänome, zu denen auch die fast ausschließlich in Ruhe auftretenden Krampi gehören, sind, wie F. REISCHAUER (1951) mit Recht betont hat, für die berufliche Einsatzfähigkeit weitgehend belanglos.

Bedeutend schwieriger gestaltet sich die Bewertung angeblicher *Rückenbeschwerden*. Der entscheidende Maßstab für ihre Glaubwürdigkeit ist die intakte oder gestörte Funktion. Bei normaler Haltung im Stehen und freier Beweglichkeit, die nicht nur beim Bücken, sondern auch bei rascher Fortbewegung und bei scheinbar unbeobachteten Verrichtungen geprüft werden sollte, sind wesentliche Beschwerden unwahrscheinlich. Das gilt auch dann, wenn das Röntgenbild deutliche osteochondrotische Veränderungen als Hinweis auf eine abgelaufene Bandscheibenschädigung erkennen läßt, oder wenn Zeichen einer früheren Wurzelschädigung noch feststellbar sind. Die Zubilligung einer Erwerbsminderung nach nur im Röntgenbild erkennbaren pathologischen Befunden hat schon F. REISCHAUER (1951) unter dem Begriff der „Photographenrente" ad absurdum geführt.

Eine durch die Funktionsstörung der Wirbelsäule gekennzeichnete fortbestehende Bandscheibenlockerung sollte jedoch eingehende Überlegungen hinsichtlich der beruflichen Zukunft auslösen. Die Anerkennung der Berufsunfähigkeit ist allenfalls im Zusammenwirken mit anderen schweren Behinderungen oder kurz vor Erreichen der Altersgrenze vertretbar. In allen übrigen Fällen besteht entweder Behandlungsbedürftigkeit oder die Notwendigkeit des Arbeitsplatzwechsels mit oder ohne vorausgehenden Berufsförderungsmaßnahmen.

3. Die Beurteilung der Zusammenhangsfrage mit vorausgegangenen Unfällen oder besonderen körperlichen Belastungen.

Die gesetzliche Unfallversicherung umfaßt in der Bundesrepublik Deutschland nach § 555 der Reichsversicherungsordnung (RVO) den Ersatz des Schadens, der durch Körperverletzung, Tötung oder Beschädigung eines Körperersatzstückes entsteht. Das von der gesetzlichen Unfallversicherung versicherte Unfallereignis muß in einem inneren Zusammenhang mit einer Tätigkeit stehen, die der Versicherungspflicht unterliegt. Da eine Definition des Begriffes Unfallereignis in dem genannten Gesetzwerk nicht enthalten ist, wurden ergänzende höchstrichterliche Entscheidungen erforderlich. So hat das Reichsversicherungsamt 1923 ausgeführt, daß es nicht notwendig ist, daß geradezu ein augenblickliches Geschehen vorliegt. Es genügt, daß die Schädigung innerhalb einer durch wesentliche Pausen nicht unterbrochenen Arbeitsschicht erfolgt. Durch diese Ergänzung wird das Unfallereignis von den ebenfalls in den Versicherungsschutz aufgenommenen Berufskrankheiten abgegrenzt. Eingeschlossen sind ferner Unfälle auf dem Wege von und zur Arbeitsstelle. Das den Schaden verursachende Ereignis muß im allgemeinen das Maß betriebsüblicher Belastung überschritten haben. Es kann alleinige Ursache oder auch nur Teilursache des eingetretenen Körperschadens gewesen sein. Wenn es nur als einer von mehreren ursächlichen Faktoren wirksam war, ist zunächst zu prüfen, ob es sich um eine wesentliche Teilursache handelte, oder ob nur eine sog. Gelegenheitsursache anzunehmen ist. Von einer solchen wird gesprochen, wenn das Ereignis einen Krankheitszustand ausgelöst hat, der auch ohne dessen Mitwirkung nach allgemeiner ärztlicher Erfahrung etwa zum gleichen Zeitpunkt eingetreten wäre. Handelte es sich um eine wesentliche Teilursache, so kann die dadurch bewirkte Verschlimmerung vorübergehender Natur sein. Mit ihrem Abklingen entfällt der Entschädigungsanspruch. Das Ereignis kann auch zu einer einmaligen, abgegrenzten, gleichbleibenden Verschlimmerung führen und damit einen in seiner Höhe gleichbleibenden Entschädigungsanspruch begründen. Oder es kann schließlich eine richtunggebende Verschlimmerung durch ein solches Ereignis verursacht werden. Auf die Notwendigkeit einer begrifflichen Präzision hat, vom Standpunkt des Juristen, HEUER (1961) erneut hingewiesen.

Bevor wir näher auf die *Begutachtung lumbaler Bandscheibenschäden* eingehen, ist ein kurzer Überblick über die möglichen traumatischen Schädigungen der Wirbelsäule erforderlich. Mit Recht wies H. KUHLENDAHL (1957) darauf hin, daß es unzulässig ist, die Frage lediglich auf die traumatische Entstehung eines Bandscheibenvorfalles einzuengen und sie dann vereinfacht und dahingehend zu beantworten, daß die gesunde Zwischenwirbelscheibe allgemein widerstandsfähiger sei als der Wirbelknochen. Zweifellos können alle Komponenten eines Wirbelsäulenbewegungssegmentes auch ohne begleitende Fraktur geschädigt werden. Meist steht bei lokalen Wirbelsäulentraumen der örtliche Schmerz im betroffenen Bereich im Vordergrund des klinischen Bildes, ohne daß ein voll ausgeprägtes Lumbagosyndrom die Regel wäre. In den relativ seltenen Fällen, wo dies Syndrom doch unmittelbar nach einer Gewalteinwirkung gefunden wird, ist die Annahme einer Distorsion von Zwischenwirbelscheibe und/oder kleinen Wirbelgelenken naheliegend, wenngleich verständlicherweise der anatomische Nachweis bisher nicht erbracht werden konnte. Vorbestehende krankhafte Veränderungen dürften die Ausprägung entsprechender klinischer Erscheinungen begünstigen. Meist bilden sich die Beschwerden rasch wieder zurück. Das Auftreten eines ausgeprägten Wurzelkompressionssyndroms, das auf einen Bandscheibenvorfall schließen läßt, ist demgegenüber ein Ereignis, das nur sehr selten als eindeutige Unfallfolge beschrieben worden ist (R. SCHEIDT 1950; W. B. BECK 1955; S. GRÄFF 1955; W. DRIESEN 1956; K. GLONING u. E. M. KLAUSBERGER 1957).

Während Distorsionen im Bereich des Bewegungssegmentes auch bei gesunden Zwischenwirbelscheiben auftreten, ist ein ausgeprägter Bandscheibenvorfall nur dann zu erwarten, wenn eine schon weit fortgeschrittene Zermürbung besteht. Diese Auffassung wird durch die Operationsbefunde regelmäßig bestätigt.

Zu den schädigenden Gewalteinwirkungen gehören nicht nur die ausschließlich von außen einwirkenden Kräfte, sondern auch unphysiologische Muskelanspannungen, die entweder bei einer unerwarteten Abwandlung eines Bewegungsablaufes oder ausschließlich aus körpereigenen Gründen, so bei Gleichgewichtsstörungen oder im epileptischen Anfall, entstehen können.

Für die Unfallbegutachtung ist es wichtig, das Ausmaß einer vorbestehenden Krankheitsbereitschaft sowie Art und Schwere der Gewalteinwirkung zu rekonstruieren und gegeneinander abzuwägen. Insbesondere muß geprüft werden, in welchem Umfang auch für muskuläre Fehlbeanspruchungen äußere Faktoren maßgeblich gewesen sind. Wenn die Ermittlungen des Sachverhaltes dann ausreichen, einen Unfall im versicherungsrechtlichen Sinne anzuerkennen, wird ein Zusammenhang im Sinne der Entstehung nur für die Distorsionsschäden zu unterstellen sein, die ohnehin rasch ohne bleibende Folgen abheilen und somit für eine Rentengewährung nicht in Betracht kommen. Für den Bandscheibenvorfall kann in der Regel im Hinblick auf die dann stets vorhandene Vorschädigung lediglich eine einmalige vorübergehende Verschlimmerung erörtert werden. In seltenen Ausnahmefällen, beispielsweise wenn sich Paresen in enger zeitlicher und ursächlicher Bindung an ein eindeutiges Wirbelsäulentrauma entwickeln, wird man auch einmal eine einmalige vielleicht sogar richtunggebende Verschlimmerung anerkennen müssen. Im allgemeinen wird jedoch dem Trauma nur die Bedeutung einer Gelegenheitsursache zukommen, besonders dann, wenn die Bandscheibenzermürbung schon vorher zu klinischen

Symptomen geführt hatte. Diese Einstellung wird durch folgende Beobachtungen weiter gestützt: Selbst massive Bandscheibenvorfälle, sogar mit Caudasymptomatik, pflegen gemeinhin ohne erkennbare Gewalteinwirkung aufzutreten, wie kürzlich K. LINDEMANN und K. ROSSAK (1959) noch einmal betonten. Andererseits finden sich nach schwereren allgemeinen Wirbelsäulentraumen zumeist Frakturen im Bereich der unteren Brust- und der oberen Lendenwirbelsäule, ohne daß sich in dieser Höhe gleichzeitig Bandscheibenvorfälle manifestieren. Hieraus darf auf eine geringere Zermürbung und damit Krankheitsbereitschaft der Zwischenwirbelscheiben dieses Abschnittes geschlossen werden. Bandscheibenvorfälle werden dagegen fast ausnahmslos im lumbosacralen Übergangsgebiet beobachtet, das bei den geschilderten Traumen, wie sich aus dem sehr seltenen Vorkommen von Frakturen dieser Lokalisation ergibt, weniger in Mitleidenschaft gezogen wird (W. TÖNNIS 1953). Gegen die Überwertung des traumatischen Faktors bei der Entstehung von lumbalen Bandscheibenvorfällen spricht schließlich die allgemeine statistische Erfahrung bei unausgelesenem Krankengut. Belangvolle Traumen als Auslösungsmoment der Symptomatik sind weder bei M. A. FALCONER (1947) und bei P. R. M. J. HANRAETS (1959) noch im Krankengut von K. A. JOCHHEIM, F. LOEW u. A. RÜTT (1961) hervorgetreten. J. E. A. O'CONNELL (1950) fand bei 8 % der Fälle direkte Gewalteinwirkungen auf den Rücken. Die von manchen Autoren angegebenen höheren Zahlen beruhen auf einer anderen Definition des Unfallbegriffes und sprechen deshalb nicht gegen die oben dargelegten Anschauungen.

So werden beispielsweise in den USA im Rahmen der Workmen's Compensation, unabhängig von wissenschaftlich-medizinischen Erkenntnissen über die Ätiologie, auch solche Gesundheitsstörungen entschädigt, die durch gewöhnliche Belastungen während der Arbeit ausgelöst wurden. Unter den Begriff des Traumas fallen dort auch Ereignisse wie Verheben oder Ausgleiten, die bei uns nicht ohne weiteres als kausal wirksamer Faktor anerkannt würden. Die sich hieraus ergebende erhebliche Ausweitung der Entschädigungsmöglichkeit hat in den USA nicht nur eine Flut von Rentenanträgen ausgelöst — von 700 000 Unfallmeldungen im Jahre 1952 entfielen allein 23 000 auf derart entstandene Rückenbeschwerden —, sondern auch zu einer bedenklichen Beeinträchtigung des Heilungswillens geführt. Über 50 % der von H. H. KESSLER analysierten Kontrollgruppe von 160 Fällen waren zwischen 3 Jahren und mehr als 10 Jahren arbeitsunfähig. Angesichts dieser Zahlen und der gleichlautenden Erfahrungen von A. P. AITKENS u. C. H. BRADFORD (1947), M. A. FALCONER (1948), M. C. MARBLE u. W. A. BISHOP (1949) u. a. erübrigt sich jeder weitere Hinweis, wie wichtig es auch im Interesse der Erkrankten selbst ist, an dem bei uns üblichen strengen Kausalitätsbegriff festzuhalten. Die gutachtliche Beurteilung im Rahmen der gesetzlichen und privaten Unfallversicherung sowie bei Haftpflichtschäden muß sich also zunächst auf eine sorgfältige Analyse der Vorschädigung stützen. Ferner müssen Art und Ausmaß des Traumas möglichst genau ermittelt werden, und schließlich wird vor allem die neurologische Befunderhebung und Verlaufsbeobachtung die Entscheidung erleichtern, ob eine einmalig vorübergehende, eine einmalig bleibende oder gar eine richtunggebende Verschlimmerung durch das Trauma eingetreten ist. Die Intensität der geklagten Rückenbeschwerden kann und darf dagegen für eine derartige Zuordnung nur eine untergeordnete Rolle spielen.

4. Möglichkeiten der beruflichen Rehabilitation unter der gegenwärtigen Sozialgesetzgebung in der Bundesrepublik Deutschland.

Nach Abschluß der Nachbehandlung, die bei richtig aufgebauter Therapie kaum je länger als 4—6 Wochen dauert und damit noch in die Zeit fällt, für die die Krankenversicherung Leistungsträger ist, sind die Patienten meistens wieder im alten Beruf einsatzfähig. Dies gilt insbesondere für Tätigkeiten, die nicht mit schwerem Heben aus gebückter Haltung verbunden sind. Auch wenn eine operative Wurzelrevision vorausgegangen war, ist nach dieser Zeit in vielen Fällen die Arbeitsfähigkeit zu bejahen. Wenn es sich allerdings um Patienten handelt, die Berufsgruppen mit schweren körperlichen Beanspruchungen angehören, muß man eine längere Nachbehandlungszeit — etwa 3 Monate — einsetzen. Nach operativen Spanversteifungen werden wesentlich längere Schonungszeiten benötigt. Sie liegen je nach der Schwere des Berufes zwischen 3 und 9 Monaten.

Bei Schwerarbeitern empfiehlt sich ein *Berufswechsel* in körperlich weniger belastende Tätigkeitsgebiete dann, wenn häufige Rezidive vorausgegangen waren und eine konservative Therapie zur Beschwerdefreiheit geführt hatte. Sonst ist hier die Gefahr weiterer Rezidive erfahrungsgemäß beträchtlich. Rechtzeitig eingeleitete Anlern- oder Umschulungsmaßnahmen können in solchen Fällen die drohende Berufsunfähigkeit bannen. Die üblichen Badekuren reichen dazu selten aus.

Während das Heilverfahren im akuten Stadium bei Sozialversicherten in der Regel von den Trägern der gesetzlichen Krankenversicherungen gewährt wird, fallen die *Maßnahmen zur Erhaltung, Besserung und Wiederherstellung der Erwerbsfähigkeit* in den Aufgabenbereich der Rentenversicherungsträger. Für die entsprechende Zeit besteht Anspruch auf *Übergangsgeld* als Überbrückungsbeihilfe. Diese vom Gesetzgeber vorgesehene Möglichkeit schützt auf der einen Seite vor sozialem Abstieg und vermeidet andererseits die psychologischen Gefahren, die in einer vorzeitigen Rentengewährung liegen (K. Gutzeit 1956, H. H. Mattiash 1956), selbst wenn diese nur vorübergehend erfolgen soll.

Sofern ein Arbeitsplatzwechsel nicht auf einfache Weise durch innerbetriebliche Umsetzung erfolgen kann, sollte man sich stets der Hilfe der Bundesanstalt für Arbeitsvermittlung und Arbeitslosenversicherung bedienen. Die örtlichen Arbeitsämter verfügen über einen gut geschulten Stab von Berufsberatern, Sonderberatern, Vermittlern und Schwerbeschädigtenvermittlern, die in der Lage sind, die Berufsneigungen und Fähigkeiten mit den vorhandenen örtlichen Arbeitsmöglichkeiten in Einklang zu bringen. Wenn erforderlich, können auch von dieser Seite aus berufliche Bildungsmaßnahmen eingeleitet werden. Nur in ganz seltenen Ausnahmefällen, etwa kurz vor dem Erreichen der Altersgrenze oder bei gleichzeitig bestehenden anderen, die Arbeitsfähigkeit beeinträchtigenden Leiden, kann die Gewährung der *Berufs- oder Erwerbsunfähigkeitsrente* berechtigt sein.

Bei nicht sozialversicherten Hilfsbedürftigen sind umfassende Rehabilitationsmaßnahmen, wenn erforderlich, über den Landes- und Bezirksfürsorgeverband im Rahmen des *Körperbehindertengesetzes* erreichbar.

Die *gesetzliche Unfallversicherung* wird nur in den seltensten Fällen als Kostenträger in Betracht kommen, da ein entschädigungspflichtiges Unfallereignis im allgemeinen nicht als Ursache eines Bandscheibenvorfalles anzuerkennen ist. Auch einmalige vorübergehende Verschlimmerungen können nur ausnahmsweise angenommen werden. Selbst in solchen Fällen würde die Bedeutung einer vorübergehenden Unfallrente gegenüber den Aufgaben und Möglichkeiten der Berufsfürsorge zurücktreten.

Literatur.

Abbott, K. H., R. H. Retter and W. H. Leimbach: The role of perineurial sacral cysts in the sciatic and sacrococcygeal syndromes. A review of the literature and report of 9 cases. J. Neurosurg. 14, 5—21 (1957).

Adson, A. W.: Bandscheibenzerreißung mit Prolaps des Nucleus pulposus in den Wirbelkanal als Ursache rezidivierender Ischias. Chirurg 12, 501—509 (1940).

—, and W. O. Ott: Results of the removal of tumors of the spinal cord. Arch. Neurol. Psychiat. (Chicago) 8, 520—538 (1922).

Aguilar, J. A.: Denervation of the sacrospinalis muscle after laminectomie. Amer. Surg. 29, 740—745 (1963).

Aitken, A. P.: Rupture of intervertebral disc in industry. Further observations on end results. Amer. J. Surg. 84, 261—267 (1952).

—, and C. H. Bradford: End results of ruptured intervertebral discs in industry. Amer. J. Surg. 73, 365—380 (1947).

ALAJOUANINE, T., et R. THUREL: Nouvelle contribution à l'étude de la sciatique chirurgicale. Rev. neurol. 79, 52—53 (1947).

ALAJOUANINE, T., et D. PETIT-DUTAILLIS: Le nodule fibro-cartilagineux de la face postérieure des disques inter-vertébraux. I. Étude anatomique et pathogénique d'une variété nouvelle de compression radiculomédullaire extradurale. Presse méd. 38, 1657—1662 (1930).

— — Le nodule fibro-cartilagineux de la face postérieure des disques intervertébraux. II. Étude clinique et thérapeutique d'une variété nouvelle de compression radiculo-médullaire extra-durale. Presse méd. 38, 1749—1751 (1930).

ALBEE, F. H.: Transplantation of a portion of the tibia into the spine for Pott's disease. J. Amer. med. Ass. 57, 885—886 (1911).

— Meine Verwendung der Knochentransplantation. Verh. Dtsch. Orthop. Ges., 13. Kongreß, S. 112, 1914.

—, and A. KUSHNER: Albee spine fusion operation in treatment of scoliosis. Surg. Gynec. Obstet. 66, 797—803 (1938).

ALBERT, F.: A propos des sciatiques chirurgicales: l'hypertrophie des ligaments jaunes. Lyon chir. 48, 40—54 (1953).

ALEXANDER, W.: Kritisches zur Neuralgiefrage. Z. ges. Neurol. Psychiat. 79, 46—97 (1922).

ALFRED, K. S.: Surgical treatment of herniated lumbar intervertebral disc. Followup study of 130 patients without spinal fusion. Amer. J. Surg. 81, 390—400 (1951).

ARBUCKLE, R. K., CH. SHELDEN and R. H. PUDENZ: Pantopaque myelography: correlation of roentgenologic and neurologic findings. Radiology 45, 356—369 (1945).

ARNELL, S.: Myelography with skiodan. Amer. J. Roentgenol. 66, 241—244 (1951).

ARSENI, C., L. HORVATH u. V. MARINESCU: Tulburârile motorii in hernia de disc lombarâ. Stud. Cercet. Neurol. 4, 267—281 (1959).

— — — La sciatique paralysante, forme clinique de la hernie discale lombaire. Considérations sur 90 cas opérés. Acta neurol. belg. 50, 984—1000 (1959).

AURELIANUS, C.: Zit. nach I. E. DRABKIN, Acute diseases and chronic diseases, p. 907—909. Chicago: University Press 1950.

AXT, CH.: Bewirkt Schwerarbeit vermehrte Verschleißerscheinungen am Haltungs- und Bewegungsapparat? Z. Orthop. 92, 402—409 (1960).

BABINSKI, O.: Über eine eigenartige Deformation des Rumpfes, hervorgerufen durch Ischias. Arch. Neurol. (Paris) 1888, 1—3.

BACIU, C., V. ILIESCU et C. POPESCU: Hernie discale chez un enfant de 13 ans. Acta orthop. belg. 29, 855—858 (1963).

BÄKER, A.: Zur Frage der Operation und konservativen Behandlung des lumbalen Bandscheibenvorfalls. Med. Welt 1952, 46—47.

— Zur Redressionsbehandlung der Wirbelsäule. Medizinische 1954, 318—322.

BANNWARTH, A.: Zur Lehre von der „Ischias"; die krankmachenden Faktoren. Ärztl. Wschr. 5, 874—878 (1950).

BARDENHEUER: Partielle Resektion des Os sacrum. Münch. med. Wschr. 1903, 342.

BARR, J., M. MALLOY u. C. S. KUBIK: Zwischenwirbelscheiben-Resektion macht Ankylosierung unnötig. Medical Tribune 1966, Nr 10.

BARR, J. S.: Ruptured intervertebral disc and sciatic pain. J. Bone Jt Surg. 29, 429—437 (1947).

BAYER, H.: Die rheumatische Muskelhärte — ein Eigenreflextetanus. Klin. Wschr. 27, 122—126 (1949).

— u. G. IHLENFELDT: Neue objektive Befunde beim gewöhnlichen Muskelrheumatismus. Chirurg 20, 625—628 (1949).

BECK, W.: Die röntgenologisch sichtbare Heilung von Wirbelbrüchen und Bandscheibenschäden. Mschr. Unfallheilk., Beih. 48, 154—157 (1955).

BECKER, J.: Zur temporären Sympathikusausschaltung. Dtsch. med. Wschr. 79, 972—976, 979 (1954).

BERGER, W.: Die fokale Infektion als Problem der Allergie. Verh. dtsch. Ges. inn. Med. 1939, 455—486.

BERRIS, H.: Tuberculous spondylitis simulating herniated intervertebral disk. Neurology (Minneap.) 4, 710—712 (1954).

BIDNIAK, A.: Eiweißveränderungen im Liquor bei Nukleuspulposus-Hernien. Med. Welt 1961, 902—908.

BODECHTEL, G.: Differentialdiagnose neurologischer Krankheitsbilder. Stuttgart: Georg Thieme 1958.

BOEHMIG, R.: Die Degeneration der Wirbelbandscheibe und ihre Bedeutung für die Klinik. Münch. med. Wschr. 1929, 1318.

BOMAN: Zit. nach H. KUHLENDAHL u. W. KUNERT 1952.

BONOMO, L.: Laminectomia laterale: nuovo metodo di operatera del canale rachidiano. G. med. Eserc. e Mar. (Roma) 50, 1132—1157 (1902).

BORRONI, M., e G. CIARAMELLA: I reinterventi per ernia del disco lumbare. Arch. Ortop. (Milano) 76, 225—232 (1963).

BOSWORTH, D. M.: Clothespin graft of spine for spondylolisthesis and laminal defects. Amer. J. Surg. 67, 61—67 (1945).

Bourmer, H. R.: Zwischenfälle bei der konservativen Sympathicusausschaltung. Med. Klin. 45, 458—461 (1950).

Boyd, D. P., and G. J. Farha: Arteriovenous fistula and isolated vascular injuries secondary to intervertebral disk surgery. Report of four cases and review of the literature. Ann. Surg. 161, 524—531 (1965).

Bradford, F. K., and R. G. Spurling: Intraspinal causes of low back and sciatic pain; results in sixty consecutive low lumbar laminectomies. Surg. Gynec. Obstet. 69, 446—459 (1939).

—— —— Die Bandscheibe. Stuttgart: Ferdinand Enke 1950.

Brahme, L. A.: Contribution to the knowledge of the prognosis of ischias. Acta med. scand. 110, 1—13 (1942).

Brocher, I. E. W.: Die Prognose der Wirbelsäulenleiden. Eine berufsprophylaktische Betrachtung. Stuttgart: Georg Thieme 1957.

Bronisch, F. W.: Akute Exazerbation eines Querschnittsprozesses nach paravertebraler Anästhesie. Dtsch. med. Wschr. 73, 239—241 (1948).

— Zur neurologischen Diagnose der Wurzelschädigung L 5. Der Tibialis posterior-Reflex. Nervenarzt 24, 54—57 (1953).

Broser, F.: Der Einfluß mechanischer Faktoren auf die Lokalisation allergischer Serumerkrankungen des Nervensystems. Nervenarzt 23, 369—372 (1952).

Brown, H. A., and M. E. Pont: Disease of lumbar discs, ten years of surgical treatment. J. Neurosurg. 20, 410—417 (1963).

Buono, M. S. del: Die lumbale Myelographie zur Diagnose der Diskushernie. Fortschr. Röntgenstr. 87, 334—342 (1957).

Burns, B. H., and R. H. Young: Backache. Lancet 1947, 623—626.

Busack, E.: Spätergebnisse bei 100 Redressementbehandlungen von Bandscheibenschäden. Verh. dtsch. orthop. Ges. 88, 453—456 (1958).

Busch, E., A. Andersen, B. Broager, E. Christensen, T. Claudius, T. Fog, P. Permin, E. Snorrason u. E. Truelsen: Den lumbale discusprolaps. Ugeskr. Laeg. 111, 165—188 (1949).

—, A. Andersen, B. Broager, E. Christensen, T. Claudius, T. Fog, P. Permin, E. Snorrason u. E. Truelsen: Le prolapsus discal lombaire. Acta psychiat. (Kbh.) 25, 443—500 (1950).

Butt, W. P.: Lumbar discography. J. Canad. Ass. Radiol. 14, 172—181 (1963).

Camus, J.: Étude de nevropathie sur les radiculites. Paris 1908.

Cannon, B. W., S. E. Hunter and J. A. Picaza: Nerve-root anomalies in lumbar-disk surgery. J. Neurosurg. 19, 208—214 (1962).

Caraceni, T., e A. Cecchini: Le ernie dei primi tre dischi lombari: studio clinico-radiologico su 27 casi. Riv. Neurol. 32, 655—688 (1962).

Cathelin: Die epiduralen Injektionen. Stuttgart: Ferdinand Enke 1903.

Chapchal, G.: Quelques remarques sur la dégénérescence du disque intervertébrale et son traitement. Presse méd. 65, 1380 (1957).

Chapchal, G.: Het cervicobrachiale syndroom. Ned. T. Geneesk 102, 61—65 (1958).

Chavany, J. A., P. Janny et D. Hagemüller: Section physiologique de la racine. Processus curateur spontané de certaines sciatiques. Presse méd. 57, 773—774 (1949).

Cloward, R. B.: The treatment of ruptured lumbar intervertebral discs by vertebral body fusion. I. Indications, operative technique, after care. J. Neurosurg. 10, 154—168 (1953).

Collis, J. S., and W. J. Gardner: Lumbar discography, analysis of one thousand cases. J. Neurosurg. 19, 452—461 (1962).

Copeman, W. S. C., and L. G. C. Pugh: Effects of artificial dehydration in rheumatism. Lancet 1945 II, 553—555.

Cordel, H.: Über Liquorveränderungen bei Ischias. Nervenarzt 12, 243—247 (1939).

Costal, M. J., y J. A. Seggiaro: Importancia de la discografía en el diagnóstico de las hernias de núcleo pulposo de la región lumbar. Arch. Crimin. Neuropsiq. 3, 572—582 (1955).

Cotugno, D.: De ischiade nervosa commentarius. Wien 1770.

Dandy, W. E.: Loose cartilage from intervertebral disk simulating tumor of the spinal cord. Arch. Surg. (Chicago) 19, 660—672 (1929).

— Concealed ruptured intervertebral discs; plea for elimination of contrast mediums in diagnosis. J. Amer. med. Ass. 117, 821—823 (1941).

— Recent advances in the treatment of ruptured (lumbar) intervertebral disks. Ann. Surg. 118, 639—646 (1943).

— Newer aspects of ruptured intervertebral disks. Ann Surg. 119, 481—484 (1944).

Daubenspeck, K.: Ein Schlittenextensionsbett. Chirurg 24, 335—336 (1953).

Davis, L., J. Martin and St. L. Goldstein: Sensory changes with herniated nucleus pulposus. J. Neurosurg. 9, 133—138 (1952).

Debrunner, H.: Lumbalgien. Bern: Huber 1948.

Decker, H. G., and S. W. Shapiro: Herniated lumbar intervertebral disks. Arch. Surg. (Chicago) 75, 77—84 (1957).

DECKER, H. G., S. W. SHAPIRO and H. R. PORTER: Epidural tuberculous abscess simulating herniated lumbar intervertebral disk: A case report. Ann. Surg. 149, 294—296 (1959).

DECOULX, et C. SOULARY: Les sciatiques discales. Résultats éloignés de 115 cas opérés. Lille chir. 3, 157—178 (1948).

DÉJÉRINE, I., et M. REGNARD: Sciatique radiculaire avec paralysie dissociée des muscles antero externes de la jambe droite. Intégrité du jambier antérieur. Anésthésie dans le territoire de S 1. Rev. neurol. 23, 288—290 (1912).

DELCOURT, P., et L. RAYNAL: Réflexions sur 100 cas de hernies discales opérées. Acta orthop. belg. 29, 828—836 (1963).

DEMME, H.: Die Liquordiagnostik in Klinik und Praxis. München: J. F. Lehmann 1935.

DIEMATH, H. E., u. F. HEPPNER: Spätergebnisse und Verlaufskontrollen nach lumbalen Diskusoperationen. Med. Klin. 53, 1263—1267 (1958).

DITTMAR, F.: Die Segmentdiagnostik als Maßnahme zur Objektivierung von Wirbelsäulenschäden. In H. JUNGHANNS, Wirbelsäule, Schmerz—Trauma—Begutachtung. Stuttgart: Hippokrates-Verlag 1959.

DITTMAR, O.: Knoll Mittlg. f. Ärzte 1939, 175.

DÖRING, G.: Zur Histopathologie der Neuritis lumbosacralis. Dtsch. Z. Nervenheilk. 148, 171—177 (1939).

DRIESEN, W.: Die Behandlung der mit einer Querschnittslähmung einhergehenden Wirbelfrakturen. Dtsch. med. Wschr. 81, 1416—1419 (1956).

DUBS, R.: Beitrag zur Anatomie der Lumbosacralregion unter besonderer Berücksichtigung der Discushernie. Fortschr. Neurol. Psychiat. 18, 69—85 (1950).

DÜLTGEN, CH.: Wege zur krankengymnastischen Behandlung der akuten und chronischen Bandscheibenschäden. Krankengymnastik (München) 4, 134—136 (1952).

DURBIN, F. C.: Conservative treatment of sciatic pain by immobilisation in plaster jacket. J. Bone Jt Surg. B 30, 487—489 (1948).

DYCK, L.: Beitrag zur Therapie des Bandscheibenvorfalles im akuten Anfall. Dtsch. Gesundh.-Wes. 5, 1294—1295 (1950).

ECHOLS, D. H., and F. C. REHFELDT: Failure to disclose ruptured intervertebral disks in 32 operations for sciatica. J. Neurosurg. 6, 376—382 (1949).

ECOIFFIER, J.: La radiculographie lombaire dans la sciatique. Paris: Masson & Cie. 1960.

ECTORS, L.: Sciatalgie par hernie discale. Considérations sur 100 cas opérés. Résultats immédiats et tardifs. Acta orthop. belg. 15, 217—234 (1949).

EDINGER, L.: Vergleichend-entwicklungsgeschichtliche und anatomische Studien im Bereiche des Zentralnervensystems. II. Über die Fortsetzung der hinteren Rückenmarkswurzeln zum Gehirn. Anat. Anz. 4, 121—128 (1889).

EHRET: Ischias scoliotica. Eine kritische Studie. Wien u. Leipzig 1897.

EIE, N.: Combines exstirpation and spinal fusion in lumbar intervertebral disk herniations. Follow-up examinations of 282 patients. J. Oslo Cy Hosp. 14, 151—174 (1964).

EKVALL, S.: Enquête clinique, au printemps de 1938, sur les cas de sciatique observés durant les années 1933 et 1934. Acta med. scand. 101, 1—33 (1939).

ELLIOTT, F. A.: Tender muscles in sciatica; electromyographic studies. Lancet 1944 I, 47—49.

ELLMER, G.: Rückenmarksschädigungen durch Erkrankungen der Zwischenwirbelscheiben. Chirurg 4, 805—808 (1932).

ELZE, C.: Haedsche Zonen und Dermatome. Nervenarzt 28, 465—469 (1957).

EMMINGER, E.: Die Gelenkdisci an der Wirbelsäule. Hefte Unfallheilk. 48, 142 (1955).

ENDLER, F.: Zur Frage der Extensions- und Lagerungsbehandlung der Lumbalgie und symptomatischen Ischialgie. Wien. med. Wschr. 106, 84—86 (1956).

ENGLICH, R. H., and J. B. SPRIGGS: Pain pathways in the herniated nucleus pulposus syndrome. A preliminary report. Milit. Surg. 102, 213—216 (1948).

EPSTEIN, B. S.: Complete block of the lumbar spinal canal due to herniation of the nucleus pulposus. Amer. J. Roentgenol. 61, 775—783 (1949).

— J. A. EPSTEIN and L. LAVINE: The effect of anatomic variations in the lumbar vertebrae and spinal canal on cauda equina and nerve root syndromes. Amer. J. Roentgenol. 91, 1055—1063 (1964).

EPSTEIN, J. A., and L. S. LAVINE: Herniated lumbar intervertebral discs in teen-age children. J. Neurosurg. 21, 1070—1075 (1964).

ERBSLÖH, F., u. A. PUZIK: Nil nocere! Rückenmarks- und Kaudaläsionen als Therapieschäden nach paravertebralen Injektionen. Münch. med. Wschr. 101, 517—521, 559—563.

ERLACHER, P. R.: Direkte Kontrastdarstellung des Nucleus pulposus, zugleich ein Beitrag zur Pathologie der Bandscheibe. Z. Orthop. 80, 40—57 (1951).

EYRE-BROOK, A. L.: A study of late results from disc operations: present employment and residual complaints. Brit. J. Surg. 39, 289—296 (1952).

— Intervertebral disc surgery. Lancet 1947, 667.

EYRING, E. J., C. A. PETERSON, and D. R. BJORNSON: Intervertebraldisc calcification in childhood. A distinct clinical syndrome. J. Bone Jt Surg. A 46, 1432—1441 (1964).

Falconer, M. A.: Neurological syndroms produced by posterior protrusions of the lumbar intervertebral discs. N.Z. med. J. 43, 58—72 (1944).
— M. McGeorge and A. Ch. Begg: Observations on cause and mechanism of symptom-production in sciatica and low-back pain. Brain 11, 13—26 (1948).
— — — Surgery of lumbar intervertebral disk protrusion. A study of principles and results based upon one hundred consecutive cases submitted to operation. Brit. J. Surg. 35, 225—249 (1948).
Feinberg, S. B.: The place of diskography in radiology as based on 2.320 cases. Amer. J. Roentgenol. 92, 1275—1281 (1964).
Figar, Š., and O. Starý: Polyrheographic investigation of conditioned pain reflexes in radicular discogenic syndromes. Prag Act. Nerv. Super 1/Suppl. 1, 64—65 (1959).
Finney, L. A., F. P. Gargano and A. Buermann: Intraosseous vertebral venography in the diagnosis of lumbar disk disease. Amer. J. Roentgenol. 92, 1282—1292 (1964).
Fischer, F. K.: Neue Methoden zur Darstellung von Bandscheibenveränderungen bei Lumbago und Ischias. Schweiz. med. Wschr. 79, 213—217 (1949).
Fišer, Z., and P. Drábek: Komprese kaudy spüsobené výhřezem sekvestru meziobratlové plotenky. Rozhl. Chir. 44, 620—625 (1965).
Flax, H. J., R. Berrios and D. Rivera: Electromyography in the diagnosis of herniated lumbar disc. Arch. phys. Med. 45, 520—524 (1964).
Foerster, O.: Die traumatischen Läsionen des Rückenmarks auf Grund der Kriegserfahrungen. In Handbuch der Neurologie, Erg.-Bd., Teil II/1, S. 1721—1927. Berlin: Springer 1929.
— Spezielle Physiologie und funktionelle Pathologie der quergestreiften Muskeln. In Handbuch der Neurologie, Bd. III/1. Herausgeg. von O. Bumke u. O. Foerster. Berlin: Springer 1937.
Ford, L. T., R. H. Ramsey, E. P. Holt and J. A. Key: An analysis of one hundred consecutive lumbar myelograms followed by disc operations for relief of low-back pain and sciatica. Surgery 32, 961—966 (1952).
Francillon, M. R.: Der Durchhang in der konservativen Behandlung der Diskushernie. Verh. dtsch. orthop. Ges. 41, 116—117 (1954).
Freeman, D. G.: Major vascular complications of lumbar disc surgery. West. J. Surg. 69, 175—177 (1961).
Friberg, S.: Low-back and sciatic pain caused by intervertebral disc herniations. Acta chir. scand. 85, Suppl., 64 (1941).
— The lumbar disc-degeneration and sciatica. Bull. schweiz. Akad. med. Wiss. 3, 269—278 (1947).
— Lumbar disc degeneration an problem of lumbago sciatica (Sir Robert Jones Lecture). Bull. Hosp. Jt Dis. (N.Y.) 15, 1—20 (1954).
—, and C. Hirsch: On late results of operative treatment for intervertebral disc prolapses in lumbar region; preliminary report. Acta chir. scand. 93, 161—168 (1946).
— — Anatomical and clinical studies on lumbar disc degeneration. Acta orthop. scand. 19, 222—242 (1949).
—, and L. Hult: Comparative study of abrodil myelogram and operative findings in low back pain and sciatica. Acta orthop. scand. 20, 303—314 (1951).
Frykholm, R.: Lower cervical vertebrae and intervertebral discs. Acta chir. scand. 101, 345—358 (1951).
— Cervical nerve root compression results from disc degeneration and root sleeve fibrosis. Acta chir. scand. Suppl. 160 (1952).
Gathier, J. C.: A case of absolute stenosis of the lumbar vertebral canal in adults. Acta Neurochir. (Wien) 7, 344—349 (1959).
Geiger, L. E.: Fusion of vertebrae following resection of intervertebral disc. J. Neurosurg. 18, 79—85 (1961).
Geronne, A.: Über die Behandlung chronischer Formen der Ischias; ein Beitrag zur Frage fokaler Infektion, „Pseudofocus" und Psychotherapie. Med. Welt 13, 405—407 (1939).
Giercke, K.: Darstellung des lumbalen Bandscheibenprolaps durch die spinale Phlebographie. Fortschr. Röntgenstr. 101, 64—66 (1964).
Gierlich, N.: Über eine häufige und leicht verkannte Form der Wurzelischias. Med. Klin. 1928 II, 1621—1622.
Giuliani, K.: Die konservativen mechanischen Behandlungsmethoden des lumbalen Bandscheibensyndroms. Neue med. Welt 1, 454—457 (1950).
— Die konservative Behandlung des Bandscheibenvorfalls. Verh. dtsch. orthop. Ges. 41, 105—112 (1954).
Gloning, K., u. E. M. Klausberger: Fragen neurologischer Begutachtung: die lumbale Bandscheibenhernie. Wien. med. Wschr. 107, 202—206 (1957).
Gloor, P., E. Woringer, J. Schneider u. G. Brogly: Lombosciatiques par anomalies vasculaires épidurales. Contribution à l'étude de la pathologie du plexus veineux intrarachidien. Schweiz. med. Wschr. 82, 537—542 (1952).
Goetze, W.: Über Symprocainschäden infolge Fehlinjektion bei lumbaler Grenzstrangblockade. Ärzt. Wschr. 7, 40—47 (1952).

GOLDTHWAITE, J. E.: The lumbosacral articulation. An explanation of many cases of „lumbago", „sciatica" and paraplegia. Boston med. surg. J. 164, 365—372 (1911).

GRABKA, E.: Krankengymnastische Behandlung bei Bandscheibenveränderungen der Lendenwirbelsäule. Krankengymnastik (München) 2, 4—5 (1950).

GRÄFF, S.: Klinisch bedeutsame Formen des Befalls der Wirbelsäule. In H. HAFERKAMP, Die Veränderungen der Wirbelsäule als Krankheitsursache. Stuttgart: Hippokrates-Verlag 1955.

GRAF-LOVE, J. G., and M. H. RIVERS: Intractable pain due to associated protruded intervertebral disk and intraspinal neoplasm. Report of cases. Neurology (Minneap.) 12, 60—64 (1962).

GRANT, F. C.: Operative results in intervertebral discs. Ann. Surg. 124, 1066—1071 (1946).

GRASSBERGER, A., u. R. SEYSS: Zur diagnostischen Wertigkeit der Nucleographie. Bruns' Beitr. klin. Chir. 191, 222—227 (1955).

GROOD, M. P. A. M. DE: Hernia nuclei pulposi lumbalis en tumor caudae equinae. Ned. T. Geneesk 1, 670—675 (1950).

GROS, H.: Über die Gefahren bei der Novocainblockade des Sympathicusgrenzstranges. Dtsch. med. Rdsch. 3, 592—593 (1949).

GUDZENT, F.: Ischias und Spina bifida occulta. Klin. Wschr. 58, 249—250 (1921).

GÜNTZ, E.: Nichtentzündliche Wirbelsäulenerkrankungen. In G. HOHMANN, M. HACKENBROCH u. K. LINDEMANNS Handbuch der Orthopädie, Bd. 2, S. 537ff. Stuttgart: Georg Thieme 1958.

GUILLAUME, J., et P. JANNY: Étude critique du traitement chirurgical de la lombosciatique d'après l'étude statistique de 1000 cas opérés. Presse méd. 61, 172—174 (1953).

GURDJIAN, E. S., A. Z. OSTROWSKI, W. G. HARDY, D. W. LINDNER, and L. M. THOMAS: Results of operative treatment of protruded and ruptured lumbar discs based on 1176 operative cases with 82% follow-up of 3—13 years. J. Neurosurg. 18, 783—791 (1961).

GUTMANN, G.: Das heiße Eisen Chiropraktik. Rhein. Ärztebl. 14, 152—161 (1960).

GUTZEIT, K.: Der vertebrale Faktor im Krankheitsgeschehen. In K. GUTZEIT, Röntgenkunde und Klinik vertebragener Krankheiten. Stuttgart: Hippokrates-Verlag 1956.

HADLEY, L. A.: Roentgenographic studies of the cervical spine. Amer. J. Roentgenol. 52, 173—195 (1944).

HAGELSTAMM, L.: Retroposition of lumbar vertebra. Acta chir. scand. Suppl. 143 (1949).

HANRAETS, P. R. M. J.: The degenerative back and its differential diagnosis. Amsterdam-London-New York-Princeton: Elsevier Publ. Comp. 1959.

HANSEN, J. W.: Postoperative management in lumbar disc protrusions. I. Indications, method and results. II. Follow-up on a trained and an untrained group of patients. Acta orthop. scand. 1964, 71.

HANSEN, K.: Allergie. Stuttgart: Georg Thieme 1957.

—, u. H. SCHLIACK: Über Segmentinnervation, Haedsche Zonen und Metamerie. Nervenarzt 28, 469—474 (1957).

—, u. A. V. STAA: Reflektorische und algetische Krankheitszeichen. Leipzig: Georg Thieme 1938.

HARDT, H.-O.: Ergebnisse der konservativen Ischiasbehandlung. Verh. dtsch. orthop. Ges. 84, 118—122 (1954).

HARFF: Konservative und krankengymnastische Behandlung der Bandscheibenerkrankungen. Verh. dtsch. orthop. Ges. 87, 257—262 (1956).

HARMON, P. H.: Indications for spinal fusion in lumbar diskopathy instability and arthrosis. I. Anatomic and functional pathology and reviews of literature. Clin. Orthop. 34, 73—91 (1964).

— Indications for spinal fusion in lumbar diskopathy, instability and arthrosis. II. Surgical results from various types of operations on the lumbar spine in the presence of spinal arthrosis. Clin. Orthop. 34, 92—107 (1964).

HEILE: Zur chirurgischen Behandlung der Ischias. Dtsch. Z. Chir. 174, 10—23 (1922).

HELMRICH, H.: Die Bindegewebsmassage. Ulm: F. Haug 1959.

HENLE, A.: Die Chirurgie der Wirbelsäule. In Handbuch der praktischen Chirurgie, 6. Aufl., Bd. 4. 1927.

HEPPNER, F., u. O. MOSHAMMER: Betrachtungen zur operativen Behandlung lumbaler Diskushernien. Wien. klin. Wschr. 68, 901—904 (1956).

HERLIN, L.: The lateral fifth lumbar root syndrome in sciatica. Opusc. med. (Stockh.) 3, 85—91 (1953).

HEUER: Das hausärztliche Attest, eine Crux der Sozialgerichtsbarkeit. Ärztl. Mitt. 46, 431—438 (1961).

HIBBS, R. A.: An operation for progressive spine deformities. N.Y. med. J. 93, 1013—1016 (1911).

HILLER, F.: Rückenmark. In L. MOHR u. R. STAEHELIN: Handbuch der inneren Medizin, 4. Aufl. Berlin-Göttingen-Heidelberg: Springer 1953.

HINRICSSON, H., and K. HJALMARS: Nya synpunkter pa lumbaldiskernas biomekanik. T. milit. Hälsov. 89, 144—146 (1964).

HIRSCH, C.: Studies on the pathology of low back pain. J. Bone Jt Surg. B 41, 237—243 (1959).

— B. E. INGELMARK and M. MILLER: The anatomical basis for low back pain. Studies on the presence of sensory nerve endings in ligamentous, capsular and intervertebral disc structures in the human lumbar spine. Acta orthop. scand. 33, 1—17 (1963).

—, and A. NACHEMSON: The reliability of lumbar disk surgery. Clin. Orthop. 29, 189—195 (1963).

Hirsch, C., St. Paulson, B. Sylvén and O. Snellman: Biophysical and physiological investigations on cartilage and other mesenchymal tissues; caracteristics of human nuclei pulposi during aging. Acta orthop. scand. 22, 175—183 (1953).

—, and F. Schajowicz: Studies on structural changes in the lumbar anulus fibrosus. Acta orthop. scand. 22, 284 (1952)

Höchst, C. A.: Die Bedeutung des Laségueschen Zeichens beim Bandscheibenschaden. Referat, 4. Tagg der Nordw. dtsch. Orth.-Ver.igg 1951 (nicht veröffentlicht).

Hoff, A. van den: Histological age changes in the anulus fibrosus of the human intervertebral disk. With a discussion of the problem of disk herniation. Gerontologia (Basel) 9, 136—149 (1964).

Hoff, F.: Über Therapieschäden. Medizinische 1957, 587—596.

Hohmann, G.: Orthopädische Technik. Bandagen und Apparate, ihre Anzeige und ihr Bau. Aus: Klinik und Werkstatt, 4. Aufl. Stuttgart: Ferdinand Enke 1958.

Horwitz, T.: Lesions of intervertebral disk and ligamentum flavum of lumbar vertebral: anatomic study of 75 human cadavers. Surgery 6, 410–425 (1939).

Hübner, K.: Die Indikation zur Operation des lumbalen Bandscheibenvorfalls. Dtsch. Gesundh.-Wes. 20, 893—895 (1965).

Hufnagel, Ch. A., B. J. Walsh and P. W. Conrad: Iliac-caval arteriovenous fistula following operation for herniated disc. Angiology 12, 579—582 (1961).

Hyks, M.: Lumbaalisen diskusprolapsin aiheuttama äkillinen cauda equina — oireyhtymä ja sen hoito ja ennuste — livanainen. Duodecim (Helsinki) 81, 960—964 (1965).

Idelberger, K.: Beitrag zur Diagnose und orthopädischen Behandlung des Bandscheibenprolapses. Langenbecks Arch. klin. Chir. 263, 180—200 (1949).

— Lumbaler Bandscheibenprolaps, Scheuermannsche Krankheit und cervikale Osteochondrosen. Langenbecks Arch. klin. Chir. 267, 134—136 (1951).

Irsigler, F. J.: Mikroskopische Befunde in den Rückenmarkswurzeln beim lumbalen und lumbosakralen (dorsolateralen) Diskusprolaps. Acta neurochir. (Wien) 1, 478–516 (1951).

Jaeger, F.: Der Bandscheibenvorfall (Nucleus-pulposus- und Discus-Hernie). Berlin: W. de Gruyter & Co. 1951.

— Konservative oder operative Behandlung des Bandscheibenvorfalles. Med. Klin. 46, 1257—1262 (1951).

— Chirurgie der Wirbelsäule und des Rückenmarks. Stuttgart: Georg Thieme 1959.

Jennett, W. B.: A study of 25 cases of compression of the cauda equina by prolapsed intervertebral discs. Brain 19, 109—116 (1956).

Jochheim, K. A.: Grundlagen der Rehabilitation in der Bundesrepublik Deutschland. Stuttgart: Georg Thieme 1958.

— F. Loew u. A. Rütt: Lumbaler Bandscheibenvorfall. Konservative und operative Behandlung. Berlin-Göttingen-Heidelberg: Springer 1961.

Joisten, Th.: Möglichkeiten und Grenzen der Röntgenuntersuchung bei der Diagnose und Verlaufsbeurteilung lumbaler Bandscheibenschäden. Diss. Köln 1960.

Junge, H.: Hinterer Bandscheibenvorfall und Lumbago-Ischias-Syndrom. Ergebn. Chir. Orthop. 36, 223—360 (1949).

— Ursachen und Behandlung von Fehlergebnissen bei lumbalen Bandscheibenoperationen. Langenbecks Arch. klin. Chir. 267, 473—478 (1951).

— Zwischenfälle und Gefahren bei periduraler Kontrastdarstellung. Nervenarzt 23, 345—347 (1952).

Junghanns, H.: Die funktionelle Pathologie der Zwischenwirbelscheiben als Grundlage für klinische Betrachtungen. Langenbecks Arch. klin. Chir. 267, 393–417 (1951).

— Die Verletzungen der Zwischenwirbelscheiben und ihre Folgen. Mschr. Unfallheilk. 54, 97—108 (1951).

— Röntgenkunde und Klinik vertebragener Krankheiten. Stuttgart: Hippokrates-Verlag 1958.

— Störungen in der Entwicklung und Leistungsfähigkeit der Wirbelsäule. Stuttgart: Hippokrates-Verlag 1958.

— Wirbelsäule, Schmerz—Trauma—Begutachtung. Stuttgart: Hippokrates-Verlag 1959.

Kaeser, H. E.: Elektromyographische Untersuchungen bei Diskushernien und bei Kompressionssyndromen peripherer Nerven. Schweiz. Arch. Neurol. Neurochir. Psychiat. 42, 64—73 (1963).

— Elektromyographische Untersuchungen bei lumbalen Discushernien. Dtsch. Z. Nervenheilk. 187, 285—299 (1965).

Keegan, J. J.: Neurosurgical interpretations of dermatome hypalgesia with herniation of the lumbar intervertebral disc. J. Bone Jt Surg. 26, 238—248 (1944).

— Diagnosis of herniation of lumbar intervertebral disks by neurologic signs. J. Amer. med. Ass. 126, 868—873 (1944).

— Relations of nerve roots to abnormalities of lumbar and cervical portions of spine. Arch. Surg. (Chicago) 55, 246—270 (1947).

Kessler, H. H.: Low back pain in industry. New York: Commerce and industry Ass. Inc. 1955.

Kirstein, L.: An after-examination of operated and non-operated cases with „clinical symptoms of herniated disc". Acta med. scand. 120, 93—106 (1945).

KISSEL, P., A. BEAU, J. MIDON et G. ARNAOULD: Sciatique uniradiculaire symptome solitaire d'un schwannome de la cinquième racine lombaire. Rev. méd. Nancy 74, 445—448 (1949).

KISSLING, K.: Fokale Infektion (Klinik und Bakteriologie). Verh. dtsch. Ges. inn. Med. 437—455 (1939).

KITOW, D. Y.: Diagnostitsirane na diskovata kherniia pri lumboishialgiia chrez periduralna proba. Süvr. Med. 9, 48—56 (1958).

KLEY, K. H.: Beitrag zur „akuten Spondylose" nach Bandscheibenoperation. Zbl. Chir. 82, 1540 bis 1543 (1957).

KLÖPFER, W.: Zur konservativen Behandlung des lumbalen Bandscheibenvorfalles. Krankengymnastik (München) 5, 119—120 (1953).

KNOTT, M., u. D. E. VOSS: Komplexbewegungen (Darstellung einer krankengymnastischen Methode). Stuttgart: Gustav Fischer 1962.

KNUTSON, F.: Sedimentation of oil in myelography and its diagnostic significance. Acta radiol. (Stockh.) 20, 537—547 (1939).

— Experiences with epidural contrastinvestigation of lumbo-sacral canal in discprolapses (Perabrodil) Acta radiol. (Stockh.) 22, 694—703 (1941).

— Volum- und Formvariationen des Wirbelkanals bei Lordosierung bzw. Kyphosierung und ihre Bedeutung für die myelographische Diagnostik. Acta radiol. (Stockh.) 23, 431—443 (1942).

— The instability associated with disk degeneration in the lumbar spine. Acta radiol. (Stockh.) 25, 593—609 (1944).

—, and G. WIBERG: On surgically treated herniated intervertebral discs. Acta orthop. scand. 28, 108—123 (1958).

KNUTSSON, B.: How often do neurological signs disappear after the operation of herniated disc? Acta orthop. scand. 32, 352—356 (1962).

KÖBCKE, H.: Zwischenwirbelscheibenschädigungen (Nucleus-Pulposus-Hernien). Kurzes Übersichtsreferat aus dem amerikanischen und englischen Schrifttum. Dtsch. med. Wschr. 71, 69—71 (1946).

KOHLRAUSCH, A.: Röntgenologische Untersuchungen verschiedenartiger Extensionsmethoden der Lendenwirbelsäule. In H. JUNGHANNS, Wirbelsäule, Schmerz-Trauma-Begutachtung. Stuttgart: Hippokrates-Verlag 1959.

KOWARSCHIK, J.: Physikalische Therapie, 2. Aufl. Wien: Springer 1957.

KRAYENBÜHL, H.: Zur Diagnose und Differentialdiagnose der intervertebralen Diskushernie. Praxis 3, 1—8 (1942).

— Diagnose und chirurgische Therapie der lumbalen Discushernien. Helv. chir. Acta 17, 234—245 (1950).

— Über lumbale und zervikale Diskushernien. Documenta rheumatologica 1, Basel: Geigy 1953.

— Die Behandlung der lumbalen Discushernien: Neurochirurgischer Standpunkt. Schweiz. med. Wschr. 90, 423 (1960).

—, u. M. KLINGLER: Zur Diagnose und Differentialdiagnose der lumbalen Diskushernien. Verh. Dtsch. Ges. Inn. Med. 1949, 55. Kongreß.

KRISCHEK, J.: Das Problem der Neuritis unter dem besonderen Aspekt des Bandscheibenvorfalles. Bibl. psychiat. neurol. (Basel) Suppl. 95 (1955).

KUGELBERG, E., and I. PETERSEN: Muscle weakness and washing in sciatica due to fourth lumbar or lumbosacral disc herniations. J. Neurosurg. 7, 270—277 (1955).

KUHLENDAHL, H.: Die operative Behandlung der Wurzelkompressionssyndrome. Langenbecks Arch. klin. Chir. 267, 438—462 (1951).

— Die Grundlagen und die Indikationsstellung zur operativen Behandlung in der Wirbelsäulentherapie. In H. JUNGHANNS, Röntgenkunde und Klinik vertebragener Krankheiten. Stuttgart: Hippokrates-Verlag 1956.

— Akute Gewalteinwirkungen auf die Wirbelsäule und ihre Folgen. In K. H. HEINE, Zur funktionellen Pathologie und Therapie der Wirbelsäule. Berlin: Verlag für praktische Medizin 1957.

—, u. H. FELTEN: Die chronische Rückenmarkschädigung spinalen Ursprungs. Langenbecks Arch. klin. Chir. 283, 96—128 (1956).

—, u. V. HENSELL: Nil nocere! Schäden bei „Wirbelsäulen-Reposition" in Narkose. Münch. med. Wschr. 100, 1738—1739 (1958).

—, u. W. KUNERT: Konservative oder operative Ischiasbehandlung? Spätergebnisse der Behandlung. Münch. med. Wschr. 94, 717—724 (1952).

— — Röntgenologisch-klinische Studien zur Pathologie der Halswirbelsäule. I. Pathologischanatomische Bemerkungen und statistische Untersuchungen über die allgemeine Häufigkeit und Lokalisation deformierender Veränderungen im Röntgenbild. Medizinische 1954, 449—453.

KUHNS, J. G.: Conservative treatment of sciatic pain and low back disability. J. Bone Jt Surg. 23, 435—443 (1941).

KVÍČALA, V.: Spinálni flebografie v diagnostice diskopatii. Čs. Neurol. 27, 303—307 (1964).

LANE, J. D., and E. S. MOORE: Transperitoneal approach to intervertebral disc in lumbar area. Ann. Surg 127, 537—551 (1948).

LANGE, J.: Zur Frage: Ischiastherapie. Schweiz. med. Wschr. 70, 647—648 (1940).

Lange, M.: Diskussion. Verh. dtsch. orthop. Ges. 87, 252 (1956).

Lapeyre, L., F. Commandre, R. Guillemin, J. Berato et G. Creisson: Les spondylo-discites brucelliennes. Revue générale à propos de quatre observations. Marseille-méd. 101, 915—924 (1964).

Larcher, F.: Beiträge zur Entwicklung der Lendenwirbelsäule beim Menschen. Diss. Zürich 1947.

Larsen, E. H., and K. Kristoffersen: Follow-up of patients submitted to operation for herniation of lumbar intervertebral disc. Acta psychiat. scand. 31, Suppl. 108, 217—224 (1956).

Lasègue, C.: Considérations sur la sciatique. Arch. gén. Méd. 4, 558—580 (1864).

Laubenthal, F.: Ischias und Bandscheibenvorfall. Klin. Wschr. 26, 111—115 (1948) und Med. Klinik 43, 299 (1948).

Leaders, S. A., and M. J. Rassel: The value of pantopaque myelography in the diagnosis of herniation of the nucleus pulposus in the lumbo-sacral spine. A report of 500 cases. Amer. J. Roentgenol. 69, 231—241 (1953).

Leavens, M. E., and F. K. Bradford: Ruptured intervertebral disc. Report of a case with a defect in the anterior anulus fibrosus. J. Neurosurg. 10, 544—546 (1953).

Leger, W.: Röntgenologische Bewegungsstudien an der Lendenwirbelsäule. Verh. dtsch. orthop. Ges. 87, 211—215 (1956).

Lenhard, R. E.: End-result study of the intervertebral disc. J. Bone Jt. Surg. A 29, 425 428 (1947).

Lenshoek, C. H.: Treatment of lumbar hernia nucleus pulposi from the neurosurgical point of view. [Dutch.] Geneesk. Gids 39, 99—102 (1961).

Lenz, R.: Die total in den Wirbelkanal ausgestoßene Bandscheibe. Diss. Köln 1956.

Lewin, Ph.: Backache and sciatic neuritis. Philadelphia 1943.

Liechti, A.: Röntgendiagnostik der Wirbelsäule. Berlin: Springer 1944.

Lindahl, O., and B. Rexed: Histologic changes in spinal nerve roots of operated cases of sciatica. Acta orthop. scand. 20, 215—225 (1951).

Lindblom, K.: Eine anatomische Studie über lumbale Zwischenwirbelprotrusionen und Zwischenwirbelscheibenbrüche in die Foramina intervertebralia hinein. Acta radiol. (Stockh.) 22, 711 721 (1941).

— Protrusions of disks and nerve compression in lumbar region. Acta radiol. (Stockh.) 25, 195 212 (1944).

— Lumbar myelography by abrodil. Acta radiol. (Stockh.) 27, 1—7 (1946).

— Complications of myelography by abrodil. Acta radiol. (Stockh.) 28, 69—73 (1947).

— The subarachnoid space of the rootsheaths in the lumbar region. Acta radiol. (Stockh.) 30, 419 426 (1948).

— Diagnostic puncture of intervertebral disks in sciatica. Acta orthop. scand. 17, 231—239 (1948).

— Technique and results in myelography and disc puncture. Acta radiol. (Stockh.) 34, 321—330 (1950).

— Technique and results of diagnostic disc puncture and injection (discography) in lumbar region. Acta orthop. scand. 20, 315—326 (1951).

— Backache and its relation to ruptures of intervertebral disks. Radiology 57, 710 718 (1951).

— Discography of dissecting transosseous ruptures of intervertebral disks in lumbar region. Acta radiol. (Stockh.) 36, 12—16 (1951).

— Discusrupturen und Lumbago-Ischias. Eine anatomische und röntgenologische Studien. Ergebn. inn. Med. Kinderheilk., N.F. 2, 281—295 (1951).

— Experimental ruptures of intervertebral discs in rats' tails. Preliminary report. J. Bone Jt. Surg. A 34, 123—128 (1952).

—, and G. Hultqvist: Absorption of protruded disc tissue. J. Bone Jt. Surg. A 32, 557—560 (1950).

—, and B. Rexed: Spinal nerve injury in dorsolateral protrusions of lumbar disks. J. Neurosurg. 5, 413—432 (1948).

Lindemann, K.: Die Chiropraktik vom Standpunkt der Orthopädie. Verh. dtsch. orthop. Ges. 87, 223—235 (1956).

—, u. H. Kuhlendahl: Die Erkrankungen der Wirbelsäule. Stuttgart: Ferdinand Enke 1953.

—, u. K. Rossak: Anzeige und Gegenanzeige der Reposition bei Lumbago-Ischias-Syndrom und ihre Komplikationen. Z. Orthop. 91, 333—347 (1959).

Lindgren, E.: Röntgenologie. In H. Olivecrona u. W. Tönnis, Handbuch der Neurochirurgie, Bd. II, S. 247—250. Berlin-Göttingen-Heidelberg: Springer 1954.

Lindschau, J.: Liquorbefunde bei Neuritis lumbosacralis. Diss. Hamburg 1941.

Lob, A.: Die Wirbelsäulenverletzungen und ihre Ausheilung. Stuttgart: Georg Thieme 1954.

Loew, F.: Zur Diagnose des lumbalen Bandscheibenvorfalles mittels Kontrastfüllung des Periduralraumes (Peridurographie). Zbl. Neurochir. 9, 307—309 (1949).

Lortat-Jacob, L., et col.: Sciatique radiculaire unilatérale. Presse méd. 2, 633—635 (1904).

Louyot, P., J. Jeanblanc, A. Gaucher et J. Mathieu: La delta-hydrocortisone par voie rachidienne dans le traitement de la sciatique. Sem. méd. (Paris) 35, 177—179 (1959).

Love, J. G.: Protrusion of intervertebral disc (fibrocartilage) into the spine canal. Proc. Mayo Clin. 11, 529—535 (1936).

LOVE, J. G.: Recurrent protrusion of an intervertebral disc. Proc. Mayo Clin. **13**, 404—408 (1938).
— Removal of the protruded intervertebral discs without laminectomy. Proc. Mayo Clin. **14**, 800 (1939); **15**, 3 (1940).
— The disc factor in low-back pain with or without sciatica. J. Bone Jt Surg. **29**, 438—447 (1947).
—, and J. D. CAMP: Root pain resulting from intraspinal protrusion of intervertebral discs: diagnosis and surgical treatment. J. Bone Jt Surg. **19**, 776—804 (1937).
—, and M. H. RIVERS: Spinal cord tumors simulating protruded intervertebral disks. J. Amer. med. Ass. **179**, 878—881 (1962).
—, and M. N. WALSH: Protruded intervertebral discs; report of 100 cases in which operation was performed. J. Amer. med. Ass. **111**, 396—400 (1938).
— — Intraspinal protrusion of intervertebral discs. Arch. Surg. (Chicago) **40**, 454—484 (1940).
LUCKNER, H.: Zur konservativen Behandlung des hinteren Bandscheibenprolapses. Med. Klin. **43**, 698—701 (1948).
— Fehlernährung und Polyneuropathie. Vortrag auf der Tagg der Dtsch. Ges. für Neurologie, Hannover, 1958.
LUNDSGAARD-HANSEN, P., H. MARKWALDER u. A. SENN: Stenose der Beckenarterie und lumbales Bandscheibensyndrom. Schweiz. med. Wschr. **88**, 6—12 (1958).
LUSCHKA, H.: Die Nerven des menschlichen Wirbelkanals. Tübingen 1850.
LYONS, A. E., and B. L. WISE: Subarachnoid rupture of intervertebral disc fragments. J. Neurosurg. **18**, 242—244 (1961).
MACKENZIE, D.: A case of prolapsed intervertebral disk, with ante-mortem and post-mortem findings. Aust. N.Z. J. Surg. **13**, 219—224 (1947).
MAINTZ, G.: Gibt es Schädigungen der Wirbelsäule durch Preßluftwerkzeugarbeit? Mschr. Unfallheilk. Beih. **44**, 154—162 (1953).
MALMROS, R.: Den lumbale discusprolaps og ligamentaere rodkompression. Diss. Kobenhavn 1942.
MARBLE, H. C., and W. A. BISHOP: Intervertebral disc injury: analysis from an industrial standpoint. J. industr. Hyg. **27**, 103—109 (1945).
— — Intervertebral disc injury. An analysis of one hundred and thirteen industrial cases. J. industr. Hyg. **31**, 46—50 (1949).
MARGUTH, F.: Das Elektromyogramm (EMG) bei Bandscheibenvorfällen und Osteochondrosen und seine Bedeutung für die Differentialdiagnose. Münch. med. Wschr. **96**, 979—980 (1954).
— H. ORBACH u. K. VETTER: Das Elektromyogramm (EMG) in der Diagnostik der spinalen Wurzelkompression. Nervenarzt **26**, 137—139 (1955).
MARINACCI, A. A.: The use of electromyography in the differential diagnosis of lumbar herniated disks. Bull. Los Angeles neurol. Soc. **23**, 65—71 (1958).
— Electromyogram in the evaluation of lumbar herniated disc. Bull. Los Angeles neurol. Soc. **30**, 47—62 (1965).
MASTURZO, A.: L'ernia del disco. Diagnosi elastodiscografica. R. Pironti e Figli (Napoli).
MATTHIASH, H. H.: Funktionelle und mechanische Probleme beim lumbalen und cervicalen Bandscheibenschaden und seine klinischen Folgen. Fortschr. Neurol. Psychiat. **24**, 397—433 (1956).
— Arbeitshaltung und Bandscheibenbelastung. Arch. orthop. Unfall-Chir. **48**, 147—153 (1956).
MAUER, I.: Elevation of the chronaxie of the extensor hallucis longus muscle. An objective sign of nerve root pressure in the low back. Preliminary report. Bull. Hosp. Jt Dis (N.Y.) **18**, 112—115 (1957).
MCKCRAIG, W.: The present status of the protruded disk syndrome. III. Congr. Neurologique Internat., Copenhagen 1939, S. 752—754. Copenhagen: Einar Munksgaard 1939.
MENDELSOHN, R. A., and A. SOLA: Electromyography in herniated lumbar disks. A.M.A. Arch. Neurol. Psychiat. **79**, 142—145 (1958).
MENNELL, J. B.: Physical treatment by movement, manipulation and massage, 5. Aufl. London 1945.
MIDDLETON, G. S., and J. H. TEACHER: Injury of the spinal cord due to rupture of an intervertebral disc during muscular effort. Glasg. med. J. **76**, 1—6 (1911).
MIKULA, F., B. ZAPLETAL u. Z. FISER: Intradurale Prolapse der Lendenbandscheibe. Zbl. Neurochir. **20**, 326—334 (1960).
MINOR, L.: Über eine Bewegungsprobe und Bewegungsstörungen bei Lumbalschmerz und bei Ischias. Dtsch. med. Wschr. **1898**, 363—365, 382—384.
MIXTER, W. S., and I. S. BARR: Rupture of intervertebral disc with involvement of spinal canal. New Engl. J. Med. **211**, 210—215 (1934).
— — Rupture of the lower lumbar intervertebral disks. III. Congr. Neurologique Internat., Copenhagen 1939, S. 751. Copenhagen: Einar Munksgaard 1939.
MORELL, R. M.: Herniated lumbar intervertebral disc. Cutaneous hyperagesia as an early sign. Milit. Med. **124**, 257—269 (1959).
MÜLLER, D.: Über das Lasègue-Symptom vom Gesichtspunkt des Bandscheibenvorfalles. Dtsch. Z. Nervenheilk. **169**, 32—38 (1952).
MUHEDDIN KEMAL: Ischias-Skoliose und Ischias. Inaug.-Diss. Heidelberg 1931.
MUTSCHLER, H. H.: Die Ischiasskoliose und ihre Behandlung. Z. Orthop. **67**, 105—116 (1937).

Nachemson, A.: Some mechanical properties of the lumbar intervertebral discs. Bull. Hosp. Jt. Dis. (N.Y.) **23**, 130—143 (1962).
—, and J. Morris: Lumbar discometry. Lumbar intradiscal pressure measurements in vivo. Lancet **1963 I**, 1140—1142.
Nicoll, E. A.: Fractures of the dorsolumbal spine. J. Bone Jt. Surg. B **31**, 376—394 (1949).
— Injuries to back. Brit. med. J. **1953 I**, 879—880, 928—929.
Nittner, K.: The prognostic significance of radicular pain in slipped disc. Second European Congr. of Neurological Surgery, Rome, Italy, April 1963. Excerpta Medica Internat. Congr. Series No 60.
Norlén, G.: On the value of the neurological symptoms in sciatica for the localisation of a lumbar disc herniation. A contribution to the problem of the surgical treatment of sciatica. Acta chir. scand. **91**, Suppl. 95, 1—96 (1944).
O'Connell, J. E. A.: The indications for and results of the excision of lumbar intervertebral disc protrusions: a review of 500 cases. Ann. roy. Coll. Surg. Engl. **6**, 403—412 (1950).
— Protrusions of the lumbar intervertebral discs. A clinical review based on five hundred cases treated by excision of the protrusion. J. Bone Jt. Surg. B **33**, 8—30 (1951).
Odell, R. T., R. H. Ramsey and J. A. Key: Results after operative removal of intervertebral discs. Sth. med. J. (Bgham, Ala.) **43**, 759—765 (1950).
Oppenheim, H., u. F. Krause: Über Einklemmung bzw. Strangulation der Cauda equina. Dtsch. med. Wschr. **35**, 697—700 (1909).
Ott, H., u. H. J. Netolitzky: Gefahren der Novocainallergie. Dtsch. med. Wschr. **79**, 1287—1291 (1954).
— — Novocaingefahren durch Novocainallergie. Verh. dtsch. Ges. inn. Med. **60**, 729—733 (1954).
Pässler: Über Herdinfektion, klinische Grundlagen und Probleme. Kongr.-Zbl. ges. inn. Med. **42**, 381—408 (1930).
Pässler, H. W.: Die Komplikationen der Chirurgie des Sympathikus bei peripheren Durchblutungsstörungen. Zbl. Chir. **80**, 1—16 (1955).
— Diskussion. Verh. dtsch. orthop. Ges. **87**, 254—255 (1956).
— Verhütung von Durchblutungsstörungen nach Verletzungen. Sportmedizin **7**, 153—160 (1956).
— Die Chirurgie der Durchblutungsstörungen. Zbl. Chir. **83**, 356—381 (1958).
—, u. H. Berghaus: Begutachtung peripherer Durchblutungsstörungen. Stuttgart: Georg Thieme 1958.
Pallie, W.: The intersegmental anastomoses of posterior spinal rootlets and their significance. J. Neurosurg. **16**, 188—196 (1959).
Panter, K.: Über Komplikationen und Gefahren bei der Abrodil-Myelographie. Dtsch. med. Wschr. **78**, 937—941 (1953).
Papernitzki, A.: Die konservative Therapie der Bandscheibenschäden. Inaug.-Diss. Zürich 1953.
Parsons, W. B., and I. D. Cumming: Mechanical traction in lumbar disc syndrome. Canad. med. Ass. J. **77**, 7—11 (1957).
Pendl, F.: Die präsakrale Injektion bei der Ischias. Zbl. Chir. **61**, 2139—2144 (1934).
Pennybacker, J. B.: Die chirurgische Behandlung der Ischias. Langenbecks Arch. klin. Chir. **267**, 463—468 (1951).
Peper, W.: Technik der Chiropraktik, 2. Aufl. Saulgau: Haug 1953.
Pette, H.: Die akut entzündlichen Erkrankungen des Nervensystems (Viruskrankheiten, Entmarkungsenzephalomyelitiden, Neuritiden). Leipzig: Georg Thieme 1942.
—, u. P. E. Becker: Zur Symptomatologie und Pathogenese der Neuritis lumbosacralis. Dtsch. Z. Nervenheilk. **147**, 1—25 (1938).
Pia, H. W.: Zur Differentialdiagnose der Ischias und Indikation zur operativen Behandlung. Dtsch. med. Wschr. **84**, 101—106 (1959).
Poppen, J. L.: The herniated intervertebral disk. An analysis of 400 verified cases. New Engl. J. Med. **232**, 211—218 (1945).
Prader, A.: Die Entwicklung der Zwischenwirbelscheibe beim menschlichen Keimling. Acta anat. (Basel) **3**, 115—152 (1947).
Püschel, J.: Der Wassergehalt normaler und degenerierter Zwischenwirbelscheiben. Beitr. path. Anat. **84**, 123 (1930).
Putti, V.: Pathogenesis of sciatic pain. Lancet **1927 II**, 53—60.
Queckenstedt: Über Veränderungen der Spinalflüssigkeit bei Erkrankungen peripherer Nerven, insbesondere bei Polyneuritis und bei Ischias. Dtsch. Z. Nervenheilk. **55**, 325—333 (1916): **57**, 316—320 (1917).
Quincke, H.: Über Rheumatismus. Dtsch. med. Wschr. **1917**, 993—996, 1030—1033.
Raaf, J., and G. Berglund: Results of operation for lumbar protruded intervertebral disc. J. Neurosurg. **6**, 160—168 (1949).
Rathke, F. W., u. W. Heipertz: Ergebnisse konservativer und operativer Behandlung bei lumbalem Bandscheibensyndrom. Z. Orthop. **87**, 575—604 (1956).
Reinhardt, K., u. K. Panter: Myelographie und Ischias. Eine neuroröntgenologische Studie. Saarbrücken: West-Ost-Verlag 1955.

REISCHAUER, F.: Untersuchungen über den lumbalen und cervikalen Bandscheibenvorfall. Stuttgart: Georg Thieme 1949.
— Bandscheibenvorfall oder ossale Zwischenwirbellochstenose (DUUS). Biopsie contra Nekropsie. Beitr. klin. Chir. 181, 369—387 (1950).
— Lumbago, Ischialgie und Brachialgie in ihrer Beziehung zur Bandscheibe. Langenbecks Arch. klin. Chir. 267, 418—437 (1951).
— Über die Begutachtung der Wirbelbandscheibenschäden. Mschr. Unfallheilk. Beih. 42, 7—35 (1951).
— Wirbelsäulen- und Bandscheibenschäden. Röntgenbild und Wirklichkeit in der Therapie. Therapiewoche 8, 130—139 (1957/58).
— Über die postischialgische Durchblutungsstörung des Beines. Ein typisches Bandscheibensymptom der Spinalwurzel L 5. Med. Klin. 53, 579—584 (1958).
— Novocaintherapie in der Chirurgie; mit Beitrag zur Verbesserung der Stellatumblockade. Langenbecks Arch. klin. Chir. 298, 391—404 (1961).
REMAK, E.: Über Ischias scoliotica. Dtsch. med. Wschr. 18, 626—627 (1892).
RICHTER, E.: Erfahrungen mit dem Perlschen Gerät bei der konservativen Behandlung von lumbalen Bandscheibenschäden. Krankengymnastik (München) 5, 178—179 (1953).
RIEMENSCHNEIDER, P. A., and A. ECKER: Sciatica caused by tumoral calcinosis. A case report. J. Neurosurg 9, 304—307 (1952).
ROBERTSON, R. C. L., and W. G. PEACHER: Herniation of nucleus pulposus; refinement in operative technique. Surgery 18, 768—772 (1945).
RÖMFELD, L.: Zur objektiven Konstatierung der Ischias und der fortschreitenden Resultate der Ischiasbehandlung. Ther. d. Gegenw. 1918, 221—222.
RÖTTGEN, P.: Erfahrungen bei Bandscheibenoperationen. Langenbecks Arch. klin. Chir. 267, 138—141 (1951).
ROMAGNOLI, C., e L. TRABUCCHI: Turbe della funzione genitale in corso di compressione monoradicolare (II-Lombare). Arch. ital. Urol. 36, 391—402 (1963).
ROMBERG, M. H.: Lehrbuch der Nervenkrankheiten. Berlin: A. Duncker 1851.
ROSENOW, E.: Herdinfektion und elektive Lokalisation. Kongr.-Zbl. ges. inn. Med. 42, 408—438 (1930).
ROSS, P., and F. JELSMA: Postoperative analysis of 366 consecutive cases of herniated lumbar discs. Amer. J. Surg. 84, 657—662 (1952).
ROTHENSPIELER, H.: Anamnestische und klinische Studien an 370 Ischiaskranken unter besonderer Berücksichtigung der mit Nerveninjektion und Nervdehnung behandelten Fälle. Münch. med. Wschr. 86, 1071—1074 (1939).
RØVIG, G.: Rupture of lumbar discs with intraspinal protrusion of the nucleus pulposus. Acta chir. scand. Suppl. 144 (1949).
SÄKER, G.: Die Periduralanästhesie als Therapie beim Ischiassyndrom. Nervenarzt 18, 323—328 (1947).
— Zur Genese des Halswirbelsäulensyndroms und der Behandlung des vegetativen Anteils mit Hydergin. Nervenarzt 23, 333—339 (1952).
SAURER, A.: Zur Diagnostik und Therapie klimakterischer Störungen. Ärztl. Mschr. 3, 761 (1947).
SCHACHTSCHNEIDER, H.: Der hintere Bandscheibenprolaps in seinen klinischen Auswirkungen. Fortschr. Röntgenstr. 54, 107—129 (1936).
SCHADE, H.: Untersuchungen in der Erkältungsfrage. Münch. med. Wschr. 66, 1021—1026 (1919).
— Untersuchungen in der Erkältungsfrage. III. Über den Rheumatismus, insbesondere den Muskelrheumatismus (Myogelose). Münch. med. Wschr. 68, 95—99 (1921).
— Beiträge zur Umgrenzung und Klärung einer Lehre von der Erkältung. Z. ges. exp. Med. 7, 275 bis 374 (1949).
SCHANZ, A.: Praktische Orthopädie. Berlin: Springer 1928.
SCHEIDT, R.: Über das Schicksal aufgerichteter Wirbelfrakturen. Mschr. Unfallheilk. 53, 140—148 (1950).
SCHEIFFARTH, F., u. A. BULITTA: Die Kontrastdarstellung des Periduralraumes mit Perabrodil in der Diagnostik des Bandscheibenvorfalls. Ärztl. Wschr. 14, 318—322 (1951).
SCHLEGEL, K. F.: Neurologische Komplikationen bei Mißbildungen, Erkrankungen und Verletzungen der Wirbelsäule. In G. HOHMANN, M. HACKENBROCH u. K. LINDEMANNs Handbuch der Orthopädie, Bd. 2, S. 802ff. Stuttgart: Georg Thieme 1958.
SCHLENZKA, W.: Überwärmungsbäder als therapeutisches Mittel bei den vertebralen Syndromen. Münch. med. Wschr. 97, 1715—1717 (1955).
— Gegenindikationen der chiropraktischen Behandlung. Dtsch. med. Wschr. 81, 1803—1808 (1956).
SCHLIACK, H.: Zur Segmentdiagnostik der Muskulatur bei lumbalen Bandscheibenvorfällen. Nervenarzt 26, 471 (1955).
— Die für die Höhendiagnostik lumbaler Bandscheibenhernien pathognomonischen Ausfälle der Muskulatur. Dtsch. med. Wschr. 82, 1820—1823 (1957).

Schliack, H.: Die klinischen Syndrome der Spinalnerven. Ein Beitrag zum Metamerieproblem des Menschen. Habil.-Schr. Freie Univ. Berlin 1959.

Schmincke, A., u. E. Santo: Zur normalen und pathologischen Anatomie der Halswirbelsäule. Zbl. allg. Path. path. Anat. 55, 369 (1932).

Schmorl, G., u. H. Junghanns: Die gesunde und kranke Wirbelsäule. Fortschr. Röntgenstr., Erg.-Bd. 43 (1932).

— — Die gesunde und die kranke Wirbelsäule im Röntgenbild. Stuttgart: Georg Thieme 1953.

Schöler, G.: Die Behandlung der Herniation des Nucleus pulposus mittels Gipsmieder in ventralem Durchhang. Wien. klin. Wschr. 63, 421—422 (1951).

Schrader, E. A.: Die Bedeutung des Bandscheibenprolapses für die Manifestation von arteriellen Durchblutungsstörungen. Dtsch. Z. Nervenheilk. 160, 400 —412 (1949).

Schüdel, H.: Über Ischias scoliotica. Langenbecks Arch. klin. Chir. 38, 1 55 (1889).

Schulte: Zur konservativen Behandlung des lumbalen Bandscheibenschadens, insbesondere mit der Pendlschen und Heileschen Methode. Verh. dtsch. orthop. Ges. 41, 122· 127 (1954).

Schultz, E. C.: Postoperative bone changes following lumbar disc removal. J. Neurosurg. 15, 537—547 (1958).

Schwarzweller, F.: Rolle der Muskulatur bei Entstehung und Verlauf der Lumbago. Ärztl. Praxis 8, 2 (1956).

Scott, P. J.: Bladder paralysis in cauda equina lesions from disc prolapse. J. Bone Jt Surg. 47, 224—235 (1965).

Sell: Brauchbarkeit und Wert der manuellen Wirbelsäulentherapie. Verh. dtsch. orthop. Ges. 87, 235—237 (1956).

Semmes, R. E.: Ruptured lumbar intervertebral discs: Their recognition and surgical relief. Clinical neurosurgery, vol. 8. Proceedings of the Congr. of Neurological Surgeons, Chicago, III, 1960. Baltimore: Williams & Wilkins Co. 1962.

Senning, A., u. O. Sjöqvist: Senresultaten wid dis bråk. En efterundersökning av 400 operade fall. Nord. Med. 34, 1128—1130 (1947).

Serg: Erfahrungen mit der Chiropraktik an der orthopädischen Klinik Würzburg. Verh. dtsch. orthop. Ges. 87, 242—244 (1956).

Severin, E.: Degeneration of the intervertebral disks in the lumbar region. Acta chir. scand. 89, Suppl. 79—82, 353—378 (1943).

Séze, S. de, et J. Levernieux: Les hernies discales réductibles. Une contribution au problème des sciatiques dite „non discales". Bull. Soc. méd. Hôp. Paris 64, 441—444 (1948).

— La disco-radiculographie avec retrait du liquide opaque. Sem. Hôp. Paris 24, 1451—1458 (1948).

— — Réflexions sur la disco-radiculographie. J. Radiol. Électrol. 31, 448—449 (1950).

— — L'injection directe du nucleus pulposus par voie paravertébrale. Sem. Hôp. Paris 27, 1230—1231 (1951).

— — Les accidents de la discographie. Rev. Rhum. 19, 1027—1042 (1952).

—, et P. Merle: L'âge de la sciatique. Age comparé des sciatiques L 5 et des sciatiques S 1 (Données statistiques). Sem. Hôp. Paris 25, 3579—3580 (1949).

— et J. Welfling: Interprétation et intérêt du signe de Lasègue dans les sciatiques par hernie discale avec attitude antalgique latérale. Sem. Hôp. Paris 33, 1013—1022 (1957).

Shinners, B. M., and W. B. Hamby: The result of surgical removal of protrudes lumbar intervertebral discs. J. Neurosurg. 1, 117—122 (1944).

— — Protrudes lumbar intervertebral discs. Results following surgical and nonsurgical therapy. J. Neurosurg 6, 450—457 (1949).

Sicard, J. A.: Névrodocites et funiculites vertébrales. Presse méd. 26, 9—11 (1918).

—, et A. Leca: La place de la radicotomie dans le traitement chirurgicale des sciatiques. Presse méd. 62, 1737—1739 (1954).

Slater, R. A., A. Pineda and R. W. Porter: Intradural herniation of lumbar intervertebral discs. Arch. Surg. 90, 266—269 (1965).

Slauck, A.: Zur Frage der Tonsillektomie. Verh. dtsch. Ges. inn. Med. 487 —494 (1939).

Smith de Forest, A.: The surgical treatment of low back pain. Surgery 4, 13 —20 (1948).

Solonen, K. A.: Arteriovenous fistula as a complication of operation for prolapsed disc. Acta orthop. scand. 34, 159—166 (1964).

Southworth, J. D., and S. R Bersack: Anomalies of lumbosacral vertebrae in five hundred and fifty individuals without symptoms referable to the low back Roentgenol. and Radium Ther. 64, 624 (1950).

Spadea, S., and H. Hamlin: Interspinous fusion for treatment of herniated intervertebral discs utilizing lumbar spinous process as bone graft. Ann. Surg. 136, 982—986 (1952).

Spurling, R. G., and E. G. Grantham: The end-results of surgery for ruptured lumbar intervertebral discs. A follow-up study of 327 cases. J. Neurosurg. 6, 57—64 (1949).

— — Ruptured intervertebral disc in the lower lumbar regions. Amer. J. Surg. 75, 140—15 (1958).

Spurling, R. G.: F. H. Mayfeld and J. B. Rogers: Hypertrophy of ligamenta flava as cause of low back pain. J. Amer. med. Ass. 109, 928—933 (1937).

Stammler, A.: Chronaxieveränderungen des peripheren motorischen Neurons. Wien. Z. Nervenheilk. 5, 41—80 (1952).

Stary, O.: The pathogenesis of discogenic disease. Rev. Czech. Med. 2, 1—16 (1956).

— Některé otázky patogenesy diskogenní memoci. Praha: Státní Zoravotnické Nakladatelství 1959.

Steinke, C. R.: Spinal tumors: Statistics on a series of 330 collected cases. J. nerv. ment. Dis. 47, 418—426 (1918).

Stender, A.: Präsakrale und prävertebrale Novocainüberflutung (Pendl) als differentialdiagnostisches Mittel bei Ischias bzw. bei Ischialgie beim kompletten Bandscheibenprolaps. Langenbecks Arch. klin. Chir. 267, 151—152 (1951).

— Treatment of sciatica (including that caused by from herniated discs) by presacral injection of novocaine. J. Neuropath. exp. Neurol. 1, 301—308 (1951).

Stern, W. E., and P. H. Crandall: Inflammatory intervertebral disc disease as a complication of the operative treatment of lumbar herniations. J. Neurosurg. 16, 261—276 (1959).

Stimpfl, A.: Die Operation des lumbalen, lateralen Nucleus-pulposus-Prolapses unter besonderer Berücksichtigung der interlaminären Fensterung nach Love. Chirurg 20, 397—405 (1949).

Stinchfield, F. E., and W. A. Sinton: Criteria for spine fusion with use of „H"bone graft following disc removal; results in 100 cases. A.M.A. Arch. Surg. 65, 542—550 (1952).

Stookey, B.: Compression of spinal cord due to ventral extradural chondromas; diagnosis and surgical treatment. Arch. Neurol. Psychiat. (Chicago) 20, 275—291 (1928).

Stracker: Diskussionsbemerkung. Verh. dtsch. orthop. Ges. 41, 158—159 (1954).

Stursberg, H.: Über Wurzelischias. Münch. med. Wschr. 1910, 1776—1780.

Süsse: Zit. nach E. Güntz, Nichtentzündliche Wirbelerkrankungen. In Handbuch der Orthopädie von G. Hohmann, M. Hackenbroch u. K. Lindemann, Bd. II. Stuttgart: Georg Thieme 1958.

Sullivan, C. R., W. H. Bickel and H. J. Svien: Infektions of vertebral interspaces after operations of intervertebral disks. J. Amer. med. Ass. 166, 1973—1979 (1958).

Sung, H.-W., Y.-M. Chia, H.-T. Kuo, C.-M.Wang, Y.-C. Wang and C.-C. Hsü: Lumbar discography. An experimental and clinical study. Chin. med. J. 83, 521—530 (1964).

Sussmann, B. J., T. S. P. Fitch and B. J. Carroll: Thrombophlebitis as a complication of the conservative management of herniated lumbar intervertebral discs. Angiology 12, 95—97 (1961).

Sylvén, B., St. Paulson, C. Hirsch and O. Snellman: Biophysical and physiological investigations on cartilage and other mesenchymal tissues. II. The ultrastructure of bovine and human nuclei pulposi. J. Bone Jt Surg. 33, 333—340 (1952).

Taneri, Z., u. W. Umbach: Ergebnisse operativ oder konservativ behandelter lumbaler Bandscheibenschäden unter besonderer Berücksichtigung motorischer Ausfälle. Arch. Psychiat. Nervenkr. 198, 181—197 (1958).

Teneff, S.: Sul trattamento della lombo-sciatalgia con infiltraziona. Anestetiche periarticolari delle articolazioni interapofisarie. Rev. Rhum. 16, 259—262 (1949).

Teng, P., and C. Papatheodorou: Lumbar spondylosis with compression of cauda equina. Arch. Neurol. (Chic.) 8, 221—229 (1963).

— — Intrathecal dislocation of lumbar intervertebral disc. Neurochirurgia (Stuttg.) 7, 57—63 (1964).

Thomas, A.: Appliances for the spine and trunk. In: Orthopaedic appliances atlas, vol. I, p. 179 ff. Ann. Arbor (Mich.): J. W. Edwards 1952.

Titrud, L. A.: Chordotomy for the relief of pain persisting after operations on the intervertebral discs. J. int. Coll. Surg. 28, 30—36 (1957).

Tiwisina, T.: Kontrastdarstellung des Periduralraumes mit Perabrodil zum Nachweis des hinteren Bandscheibenvorfalles (Peridurographie). Chirurg 22, 247—250 (1951).

Töndury, G.: Entwicklungsgeschichte und Fehlbildungen der Wirbelsäule. Stuttgart: Hippokrates-Verlag 1958.

Tönnis, W.: Bandscheibenvorfälle, ihre Entstehung, operative Behandlung und Prognose. Vortrag gehalten im Wiesbadener Ärzteverein 1953 (nicht veröffentlicht).

— W. Klug u. H. Linz: Differentialdiagnose zwischen medialem Nucleus pulposus-Prolaps und Caudatumor. Zbl. Neurochir. 11, 199—211 (1951).

Tolosa, E., et L. Ectors: Hernie discale libre luxée à la face postérieure du cul-de-sac dural. Syndrome de la queue de cheval. Acta neurol. belg. 53, 431—437 (1953).

Troup, J. D. G.: Relation of lumbar spine disorders to heavy manual work and lifting. Lancet 1965 I, 857—861.

Uebermuth, H.: Bedeutung der Altersveränderungen der menschlichen Bandscheiben für die Pathologie der Wirbelsäule. Langenbecks Arch. klin. Chir. 156, 567—578 (1929).

Unander-Scharin, L.: The results of lumbar fusion in disc degeneration. Acta orthop. scand. 18, 125—131 (1948).

Unander-Scharin, L.: On low-back pain. Acta orthop. scand. Suppl. 5 (1950).

Vallafane Lastra, T. de, and J. F. Griggs: Brucellosis as a cause of herniated disk and spondylitis. Industr. Med. Surg. 26, 122—129 (1957).

Valleix, F. L. I.: Traité des névralgies ou affections douloureuses des nerfs. Paris: J. B. Baillière 1841.

Veil, W. H.: Rheumatismus als Allgemeinerkrankung. Verh. der Dtsch. Ges. für Orthop. 28. Kongr., S. 19, 1934.

— Über die odontogene fokale Infektion in ihrer Bedeutung für die Medizin. Verh. dtsch. Ges. inn. Med. 525—533 (1939).

Veraguth, O., u. C. Braendli: Der Rücken des Menschen. Bern: Huber 1948.

Verband Deutscher Krankenversicherungsträger: Die medizinische Begutachtung in der Rentenversicherung der Arbeiter und in der Rentenversicherung der Angestellten. 2. unveränderte Aufl. 1959.

Verbiest, H.: Primaire stenose van het lumbale wervelkanaal bij volwassenen; een niew ziektebeeld. Ned. T. Geneesk. 94, 2415—2433 (1950).

— Nadere mededelingen over de primaire stenose van het lumbale wervelkanaal bij volwassenen. Ned. T. Geneesk. 95, 1965—1970 (1951).

— Unusual forms of compression of the caude equina. Report of two cases of lumbo-sacral extradural cysts and of one case of „Knotting" of a caudal nerve root. Meeting of the luso-spanish society and the british society of neurological surgeons 26. 4. 51 Madrid. Valencia: 1953.

— A radicular syndrom from developmental narrowing of the lumbar vertebral canal. J. Bone Jt Surg. B 36, 230—237 (1954).

— Further experiences on the pathological influence of a developmental narrowness of the bony lumbal vertebral canal. J. Bone Jt Surg. B 37, 576—583 (1955).

Vossschulte, K., u. G. Börger: Anatomische und funktionelle Untersuchungen über den Bandscheibenprolaps. Langenbecks Arch. klin. Chir. 265, 329—355 (1950).

Walter, F. K.: Studien über den Liquor cerebrospinalis. Mschr. Psychiat. Neurol. 28, 80 146 (1910).

— Zur Frage der Lokalisation der Polyneuritis. Zbl. Nervenheilk. 44, 150 -178 (1919).

Waris, W.: Lumbar disc herniation. Clinical studies and late results of 374 cases of sciatica operated on the diagnoses or susciption of lumbar disc herniation. Acta chir. scand. Suppl. 140, 1 -134 (1949).

Wartenberg, R.: Neuritis, sensible Neuritis, Neuralgie. Stuttgart: Georg Thieme 1959.

Wassermann, S.: Die Schenkelneuritis und ihre Kombination mit Ischias. Dtsch. Z. Nervenheilk. 64, 162—181 (1919).

Weber, E.: Zur konservativen Behandlung des lumbalen Bandscheibenvorfalles. Krankengymnastik (München) 4, 165—167 (1952); 5, 177 (1953).

Weber, G.: Konservative oder chirurgische Ischiasbehandlung. Praxis 39, 483 490 (1950).

— Über lumbale Diskushernien. Rheumaforsch. 9, 223 -255 (1950).

Weber, H. H.: Röntgendiagnostik des lumbalen Bandscheibenrisses und seiner Folgen. Radiol. clin. (Basel) Suppl. 26 (1957).

Weddell, G., B. Feinstein and R. E. Pattle: Electrical activity of voluntary muscle in man under normal and pathological conditions. Brain 67, 178—257 (1944).

Weiss, J., u. F. Brussatis: Die Behandlung lumbaler Diskushernien im ventralen Durchhang. Arch. orthop. Unfall-Chir. 47, 612—630 (1955).

Wellauer, J.: Dorsaldislokation von Wirbelkörpern und Diskushernien in der Lendenregion. Dtsch. med. Wschr. 84, 381—382 (1959).

Wertheim-Salomonson, I. K. A.: Neuralgie und Myalgie. In Lewandowsky: Handbuch der Neurologie, Bd. 2, S. 1—50. Berlin: Springer 1911.

Weskott, H.: Spina bifida occulta. Klin. Wschr. 1922, 625 -627.

Wetzel, N., A. Arieff and E. Tuncbay: Retroperitoneal, lumbar and pelvic malignancies simulating the "disc syndrome". Arch. Surg. 86, 1069—1071 (1963).

Wexberg, E.: Beiträge zur Pathologie der peripheren Nerven. Dtsch. Z. Nervenheilk. 66, 270 -282 (1920).

Wigand, R.: Perineurale Injektion des Plexus sacralis im Spatium retrorectale bei Ischias (präsakrale Injektion). Dtsch. med. Wschr. 58, 890—891 (1932).

Wild, H.: Iatrogene Schäden des Nervensystems. In G. Bodechtel, Differentialdiagnose neurologischer Krankheitsbilder, S. 710—719. Stuttgart: Georg Thieme 1958.

Willis, T. A.: Anatomical variations and roentgenography. Appearance of low back in relation to sciatic pain. J. Bone Jt Surg. 13, 709 (1931).

Wiltberger, B. R.: The Dowel intervertebral-body-fusion as used in lumbar disc surgery. J. Bone Jt Surg. A 39, 284—292 (1957).

Witt, A. N.: Praktische Erfahrungen mit der Nucleographie (vorläufiger Bericht). Z. Orthop. 30, 57—71 (1950).

— Kritische Stellungnahme zur konservativen Therapie des Bandscheibenvorfalles. Verh. dtsch. orthop. Ges. 41, 112—115 (1954).

Wrońska, E.: Współistnienie mnogich torbieli korzonków krzyżówych w dwu przypadkach przepukliny jadra miaździstego. Neurol. Neurochir. Psychiat. pol. 12, 531—538 (1962).

Young, H. H.: Posterior fusion of vertebrae in treatment for protruded intervertebral disc. J. Neurosurg. 19, 314—318 (1962).

— Protrusion of intervertebral discs. Proc. roy. Soc. Med. 40, 233—236 (1947).

Zander, E., u. F. Brussatis: Zur Symptomatologie der Diskushernie der 3. Lendenbandscheibe. Acta neurochir. (Wien) 3, 64—92 (1952).

Zeitler, E., u. H. Dietz: Röntgenologische Funktionsdiagnostik der Lendenwirbelsäule und ihre Leistungsfähigkeit bei der Diagnose und Lokalisation lumbaler Bandscheibenhernien. Fortschr. Röntgenstr. 102, 489—501 (1965).

Zülch, K. J.: Zur Entstehung und Behandlung der Symptome bei der osteochondrotischen Erkrankung der Hals- und Lenden-Wirbelsäule. Medizinische 1954, 536—540.

Zuelzer, W. A.: Zur Diagnose und Behandlung von Kreuzschmerzen mit Betonung der Zwischenwirbelscheibenveränderungen als ätiologischer Faktor. Dtsch. med. Wschr. 74, 1303—1306 (1949).

Zukschwerdt, L.: Probleme der Chiropraktik. Neuralmedizin 1, 10—18 (1953).

— Wirbelblockierung und Trauma unter besonderer Berücksichtigung prädispositioneller Momente. In H. Junghanns, Wirbelsäule, Schmerz—Trauma—Begutachtung. Stuttgart: Hippokrates-Verlag 1959.

— E. Emminger, F. Biedermann u. H. Zettel: Wirbelgelenk und Bandscheibe. Stuttgart: Hippokrates-Verlag 1955.